MARTIN WINCKLER

Nous sommes tous des patients

Entretiens avec Catherine Nabokov

STOCK

À Pierre Ageorges, Patrick Nochy et Alain Metrop.
Ceux qui s'en souviennent sauront pourquoi.

J'entends régulièrement les gens se plaindre de leur médecin. Cela m'arrive aussi. Les uns et les autres, nous avons parfois l'impression que cet homme ou cette femme à qui on vient confier sa santé est peu attentif, voire expéditif, indifférent aux inquiétudes. Les explications qu'il nous donne et qui sont censées nous rassurer nous semblent confuses, les traitements prescrits marchent moins bien qu'on le voudrait... Bref, en sortant du cabinet ou de l'hôpital, nous voilà plus démunis et inquiets qu'avant d'y entrer.

J'ai à plusieurs reprises évoqué ce sujet avec des médecins pour tenter de cerner les causes de cette incompréhension, de cette communication difficile. J'ai ainsi compris que la plupart de ces griefs naissaient d'un malentendu : le patient a du médecin l'image d'un être infaillible, sûr de son savoir et de ses conclusions. Or lui aussi a ses doutes, ses faiblesses... et lui aussi peut avoir, à certains moments, l'impression que le patient ne lui fait pas confiance, ou qu'il refuse de l'entendre.

Par ailleurs, pour avoir souvent observé les médecins, guetté leurs attitudes avec les malades, d'autres questions me sont venues. Que ressentent-ils vis-à-vis de leurs patients ? Comment définissent-ils leur comportement lorsqu'ils se trouvent confrontés à des situations difficiles ou douloureuses ? Est-ce pour se protéger qu'ils donnent parfois le sentiment d'être « durs » ?

Nous sommes tous concernés par cette relation particulière entre un patient et son médecin, mais nous avons peu l'occasion d'en explorer les coulisses. Pour surmonter cette incompréhension réciproque, il m'a semblé que le mieux était de dialoguer. Dans ce livre, nous confrontons les points de vue de l'un et de l'autre sur la consultation, le diagnostic, les soins... Et nous abordons les nombreuses questions que les patients se posent et qu'ils n'osent pas toujours poser à leur médecin, ou pour lesquelles ils n'obtiennent pas toujours de réponses.

Il était nécessaire pour les uns et les autres que cette rencontre se fasse, car les non-dits, en ce domaine, sont les complices du mal-être et de la souffrance.

Catherine NABOKOV.

1

Des médecins mal formés

CARENCES DES ÉTUDES DE MÉDECINE (1) : RENTABILISER LA PREMIÈRE ANNÉE – SAVOIR ET POUVOIR DES MÉDECINS – L'IMPORTANCE DU SAVOIR-FAIRE – MÉDECIN-PATIENT : UNE CONFIANCE RÉCIPROQUE NÉCESSAIRE – POURQUOI DEVIENT-ON MÉDECIN ? – L'INFORMATION MÉDICALE À DESTINATION DU GRAND PUBLIC – MÉDICAMENTS ET AUTOMÉDICATION – L'ÉCOUTE DU MÉDECIN – CARENCES DES ÉTUDES DE MÉDECINE (2) : LA TOUTE-PUISSANCE – CARENCES DES ÉTUDES DE MÉDECINE (3) : LES SUJETS TABOUS – CARENCES DES ÉTUDES DE MÉDECINE (4) : DES ÉTUDIANTS DÉSORIENTÉS – LES MÉDECINS « À PROBLÈMES »

J'ai souvent eu du mal, en tant que patiente, à communiquer avec les médecins. J'ai le sentiment – partagé par de nombreuses personnes – que beaucoup de médecins, en particulier à l'hôpital, sont « distants », comme si le patient n'était pas un interlocuteur digne d'intérêt. J'aimerais bien savoir ce que le médecin ressent vis-à-vis du patient, comment il définit ses attitudes.

Un médecin a derrière lui une expérience professionnelle plus ou moins longue, mais il a aussi une expérience personnelle, une expérience humaine qui l'a fait évoluer. Seulement, en France, on dirait que les médecins sont formés *pour oublier qu'ils n'ont pas toujours été médecins*. Même celui qui est né dans une famille de médecins n'est pas né médecin ! Quand j'ai commencé mes études, j'ai compris qu'on nous promettait un avenir dans lequel nous deviendrions des personnages hors du commun – par notre rôle, par notre fonction sociale, par notre savoir. Cette illusion est renforcée dès la première année par le concours qui sélectionne une prétendue élite. Il y a une sorte de survalorisation de ce concours. Bien qu'il ait changé en vingt ans, il reste fondé sur des critères qui n'ont rien à voir avec le fait de pouvoir soigner ou pas. Il dévalorise et sous-estime les qualités humaines des gens qui l'ont raté et survalorise celles de ceux qui l'ont réussi.

Les qualités humaines ne sont-elles pas un critère important du concours ?

Non, en aucune façon. Le concours s'appuie sur des connaissances qui n'ont rien à voir avec ce qu'on demandera plus tard aux futurs médecins. Je pense qu'il y a beaucoup à faire pour adapter ce concours à la réalité du métier. Par exemple, il faudrait que parmi les épreuves de sélection figure un stage obligatoire de deux mois à un poste de brancardier et/ou d'aide-soignant(e), stage rémunéré au SMIC, à l'issue duquel les étudiants seraient notés par les aides-soignant(e)s, les infirmières et les malades. J'aimerais aussi qu'on introduise dans le concours de première année de médecine un cours sur l'utilisation des médicaments d'usage courant comme les antidouleurs, l'aspirine, les méthodes contraceptives, et sur ceux qu'on se procure en vente libre. Personne n'enseigne jamais au grand public comment utiliser ces médicaments-là. Si on forme cinq cents étudiants en première année de médecine à l'utilisation des antalgiques ou de la contraception, les quatre cent cinquante qui auront raté le concours auront quand même appris des choses fondamentales et ils pourront diffuser l'information autour d'eux. Je trouve qu'il n'est pas inutile, quand on a vingt ans, de savoir quelle quantité d'aspirine on peut prendre ou non, ce qu'il faut donner à un bébé ou à une personne âgée quand ils ont de la fièvre, que les anti-inflammatoires peuvent agresser l'estomac, et les mesures à prendre quand on a oublié d'avaler sa pilule ou quand on a eu un rapport sexuel non protégé. Ce sont des informations qui servent à tout le monde. Or cette éducation-là n'est pas dispensée efficacement à l'école ou au lycée. On pourrait donc la dispenser en première année de médecine, car la plupart des étudiants qui ont envie de devenir *soignants* le deviendront, même s'ils ne deviennent pas *médecins*.

Et pourquoi ne le fait-on pas ?

Je crois que, inconsciemment, la plupart des médecins qui organisent l'enseignement de la médecine veulent garder le savoir pour eux. Ils pensent qu'il est dangereux de le partager, que ça va menacer leur pouvoir ou leur autorité. J'en veux pour preuve la méfiance de beaucoup de médecins à l'égard de leurs patients enseignants (instituteurs ou professeurs du secondaire). Les médecins considèrent souvent qu'ils sont des patients « difficiles ». Pourquoi ? Parce que ce sont des gens qui posent des questions, qui savent des choses, des gens avec qui on ne peut pas jargonner aussi facilement qu'avec quelqu'un d'autre. Un jour, lors d'un séminaire de médecins, j'ai assisté à une conférence donnée par un rabbin, dont le titre était « L'éthique, de l'embryon à l'agonisant ». Au cours de sa conférence, il a raconté l'histoire suivante, qui m'a beaucoup frappé. En Pologne, au XIXe siècle, dans un *shtetl*, un ghetto juif, le rabbin va voir la guérisseuse et lui dit : « J'ai des rhumatismes, je veux que tu me donnes des médicaments pour me soulager. » Et la guérisseuse lui répond :

« Voilà, prends ça, c'est une potion que j'ai fabriquée.

– Mais des rhumatismes, j'en ai aussi pendant le shabbat, alors je voudrais aussi une potion que je peux prendre pendant le shabbat.

– Ah, non, ça je ne peux pas te le donner, c'est interdit. »

Il insiste : « J'ai besoin d'une potion qui soit casher, et que je puisse prendre pendant le shabbat. » Elle finit par céder. « D'accord, je te donne ce que tu veux mais à une condition : tu dois me jurer que tu ne donneras la recette à personne. » Le rabbin jure. Le samedi suivant, pendant l'office, il monte sur la *teba* (l'estrade) et il donne la recette à tout le monde. Pourquoi ? Parce qu'il avait considéré qu'il était plus immoral de garder ce savoir pour lui que de se parjurer. En partageant ce savoir, il signifiait qu'il est immoral de garder par-devers soi le pouvoir de soulager. Ma position en tant que médecin est exactement celle de ce rabbin. Il n'y a aucune raison de refuser de partager un savoir qui permet aux gens de ne pas souffrir. Le savoir médical n'appartient à personne. Au contraire, c'est un bien collectif.

Comment l'enseignement – donc la transmission du savoir – peut-il être correctement fait dans ces conditions ?

Alors que la transmission du savoir fait partie intégrante du travail du médecin aux États-Unis, en Grande-Bretagne ou en Hollande, ce n'est pas le cas pour le médecin hospitalier en France. Pour lui, l'enseignement n'est pas une obligation – qui dit obligation dit contrôle – mais une sorte de distinction qui se suffit à elle-même. Dans les hôpitaux universitaires, le médecin français n'a pas une attitude pédagogique : il demande aux élèves de le regarder faire et d'en démêler eux-mêmes ce qui pourra leur servir. C'est du grégarisme. La pédagogie consiste à mettre les gens devant une situation et à leur dire : « Que penses-tu faire dans cette situation-là ? » en les guidant, en les accompagnant et en les aidant à reconnaître les différents éléments qui vont leur permettre de prendre une décision. Quand j'étais externe, je suis passé dans le service d'un chirurgien nommé Brizon, personnage reconnu dans le milieu médical. J'ai appris avec lui une chose que personne ne m'avait enseignée : un jour, au « staff », on me demande de préparer le dossier d'un patient qui souffrait d'un cancer de l'estomac. Je devais présenter ses radios. Brizon tenait absolument à ce qu'on présente les radios dans l'ordre, car on y voyait progressivement l'œsophage puis l'estomac se remplir de bouillie opaque aux rayons X. Je connaissais le rituel, j'avais tout préparé, les radios portaient des étiquettes avec des numéros, je connaissais le dossier par cœur. J'avais même un atout maître : j'avais accompagné le malade à sa fibroscopie et le gastro-entérologue qui l'avait faite m'avait passé l'objectif quelques secondes pour que j'observe les lésions de l'estomac. J'étais donc prêt à en mettre plein la vue à tout le monde. À neuf heures trente, Brizon entre dans la salle, il s'assied et demande : « Qui s'occupe du dossier de M. X ? » Je me lève, je sors les radios de l'enveloppe, je résume la situation en trois phrases, comme il nous avait appris à le faire, et, avant de me lancer dans la démonstration la plus brillante de ma carrière d'externe, je m'offre le luxe d'enlever mes lunettes pour les essuyer, d'un geste très calculé, très théâtral. Et je commence : « Sur les clichés précoces... » À ce moment-là, Brizon se lève, me demande de m'asseoir, se tourne vers une étudiante et lui dit : « Vous, mademoiselle, que voyez-vous sur les clichés précoces ? » Il avait senti que je savais... J'ai appris ce jour-là que ce qui compte, ce n'est pas ce que je sais, mais ce que je n'ai pas encore appris. Ç'a été une très grande leçon d'humilité et de pédagogie.

La médecine n'est pas une science, c'est un ensemble de savoir-faire qui s'appuie sur des connaissances scientifiques de natures diverses. À mon avis, le meilleur médecin c'est celui qui a une excellente connaissance des savoir-faire dont il a besoin dans son exercice, qui sait les remettre en cause, qui connaît ses limites et ne néglige jamais le savoir du patient lui-même dans la manière d'appréhender le problème médical qu'il vient lui présenter. En France, il est très net que, pour les médecins, ce qui est en jeu, c'est le pouvoir et le savoir. À l'inverse, ce qui est valorisé dans le milieu médical américain, c'est le savoir-faire en tant qu'application du savoir. Le médecin de pointe, c'est le cardiochirurgien ou le neurochirurgien qui peut vous enlever une tumeur de trois millimètres de diamètre en vous laissant entier. Mais il peut le faire uniquement parce qu'il connaît parfaitement l'anatomie, qu'il sait quelles tumeurs il peut ou non opérer et qu'il donne tous les éléments au patient. Sans jamais oublier de se poser la question fondamentale : « Est-il indispensable d'opérer ? » Aux États-Unis, ce qui distingue le grand praticien, c'est sa capacité à faire des choses que les autres ne peuvent pas faire. Ce n'est pas celui qui en « sait » plus. Et d'ailleurs, les meilleurs praticiens de terrain sont sollicités plus que les autres pour enseigner. En France, peu importe l'expérience, ce qui compte, ce sont les titres ! Or certaines infirmières, par exemple, ont mille fois plus d'expérience que les médecins, mais on ne voit jamais un cours de médecine fait par une infirmière...

Qu'est-ce qui, selon vous, doit fonder la relation entre un médecin et un patient ?

Je ne crois pas que la base d'une relation thérapeutique de qualité soit l'égalité, mais la loyauté. Quand quelqu'un vient me voir en consultation, je pars toujours du principe qu'il me fait confiance et qu'en retour je dois être loyal avec lui. Contre le reste du monde, s'il le faut. C'est-à-dire, au besoin, contre mes confrères. La deuxième chose que je garde toujours en mémoire, c'est que nous ne sommes pas à égalité : le patient est dans une position de souffrance, moi je suis un professionnel censé connaître la cause de cette souffrance. Le troisième principe auquel je ne déroge jamais est le suivant : ce que la personne me raconte, je ne l'utiliserai jamais *contre elle*. C'est-à-dire que je ne m'en servirai pas pour prendre le pouvoir sur elle. Mais ce qui importe, c'est ce que médecin et patient *mettent en commun* pour résoudre le problème posé. Tout patient qui consulte apporte beaucoup au médecin. Il l'éduque en lui demandant de trouver la solution d'un problème qui lui sera posé par d'autres patients par la suite. Contrairement à la vision paranoïaque qu'on cultive généralement, le patient ne vient pas défier le savoir et le savoir-faire du médecin dans le but de le mettre en échec, il permet de les mettre en œuvre, il met à contribution sa compétence, son professionnalisme.

Je me souviens d'un épisode quand j'étais en quatrième année de médecine, externe à l'hôpital. On m'avait confié une chambre dans un service de long séjour. Ma première mission était de rédiger l'observation de mes malades – c'est-à-dire les interroger, les examiner, faire le bilan de leur état et tout noter sur une feuille. J'entre donc dans cette salle commune où étaient couchées cinq femmes très âgées. Quatre d'entre elles souffraient de démence – maladie d'Alzheimer, démence sénile, etc. Elles étaient confuses et désorientées, elles avaient peur de moi, elles somnolaient ou étaient très agitées. La cinquième, elle, n'était pas démente. Elle était hospitalisée parce que paralysée d'un côté. Elle n'avait pas de famille et on l'avait casée là, mais elle avait toute sa tête. Quand elle m'a vu entrer dans la chambre, elle m'a regardé avec un petit sourire. Elle a remarqué que j'étais impressionné par ce que je voyais, que je ne savais pas très bien quoi faire de ces quatre femmes perdues dans leurs lits, et elle m'a dit : « Vous êtes le nouvel externe ? Venez vous asseoir... » Elle m'a fait asseoir au bord de son lit et elle a commencé à me raconter par le menu l'histoire de chacune de ses quatre voisines. « Ça, c'est Mme Dupond, elle a telle et telle maladie, et j'ai entendu le chef de service dire qu'elle a la maladie d'Alzheimer. À côté, c'est Mme Durand, elle a une fille qui vient tous les jours mais chaque fois qu'elle la voit entrer elle se met à hurler et sa fille à pleurer... » Et ainsi de suite. J'ai tout noté, puis je lui ai demandé : « Et vous ?

– Oh, moi je ne suis pas intéressante...

– Pourquoi dites-vous une chose pareille ?

– Parce que c'est vrai. De toute manière, je n'ai pas de famille, personne ne vient me voir.

– Mais bien sûr que vous êtes intéressante, vous êtes même indispensable, ici !

– Comment ça ?

– Eh bien, comment aurais-je appris tout ce que je sais maintenant sur ces quatre femmes si vous ne me l'aviez pas dit ? »

Elle n'avait pas pris conscience de ça. Elle m'avait vu en difficulté et elle m'avait raconté ce qu'elle savait parce que ça l'occupait, ça lui permettait de se sentir moins seule. Mais elle pensait que ce n'était pas utile. Et pendant les deux ou trois mois où j'ai eu à m'occuper des malades de cette chambre, on a fait équipe : elle me disait tout ce qu'elle avait observé chez ses voisines, elle m'apprenait sur elles des choses que je ne pouvais pas savoir. C'était une vraie collaboration. Une collaboration qui s'est établie spontanément, d'abord parce qu'elle a eu ce mouvement vers moi, mais aussi parce que quand je suis entré je n'ai pas redressé ma tête et mon col en la toisant de toute la hauteur de mon statut. Je ne me suis pas adressé à elle comme si je lui étais supérieur...

Pour résumer, à mes yeux, la relation de soins n'est pas une relation entre un supérieur et un inférieur, mais une relation qui s'établit *à partir d'une situation donnée* – quelqu'un souffre. Le médecin et le patient – mais aussi la famille – vont ensemble mettre en œuvre un certain nombre de savoirs. C'est particulièrement évident avec une personne handicapée ou souffrant de maladie chronique : le médecin apporte son savoir et la famille s'occupe de la personne handicapée, de l'enfant, du diabétique qui a besoin qu'on lui fasse à manger, etc. L'environnement compte autant sinon plus que le médecin lui-même. Face à un patient isolé, sans entourage pour le soutenir, le médecin est complètement démuni. En revanche, quand un diabétique, par exemple, connaît bien sa maladie, il n'a pratiquement jamais besoin du médecin ; et il peut, à son tour, éduquer d'autres diabétiques, bien mieux que ne le font les médecins ! La place du médecin dans une relation de soins peut être très importante à un moment donné et complètement inexistante ou anecdotique à un autre.

Je crois qu'on devient médecin pour trois ou quatre raisons, pas plus. L'une est de soigner une souffrance symbolique dans sa propre vie ou dans la vie de sa famille. Un exemple très frappant est celui d'un jeune homme dont j'avais entendu parler. C'était un élève tout à fait intelligent, brillant, intéressant, qui avait perdu son père et dont la mère, depuis vingt ans, allait d'hôpital psychiatrique en hôpital psychiatrique. Il devait endosser un rôle de chef de famille vis-à-vis de sa petite sœur et en même temps soutenir sa mère. Évidemment, il voulait devenir psychiatre, mais pas pour soigner sa mère. Il disait : « Je ne peux pas soigner ma mère plus que je ne l'ai fait, mais je voudrais que les gens soient soignés autrement que de la manière dont ma mère l'a été. » Il voulait réparer symboliquement ce qui était arrivé à sa mère, mais il souhaitait aussi faire évoluer la profession médicale.

Une autre raison de vouloir être médecin, moins avouable mais partagée par beaucoup de gens : parvenir à un statut symbolique. Devenir médecin, c'est en savoir beaucoup non seulement sur la maladie mais aussi sur les structures médicales. Outre le pouvoir sur les patients, outre le fait d'espérer gagner bien sa vie, devenir médecin c'est aussi un privilège exorbitant : faire soigner les membres de votre famille beaucoup plus facilement et beaucoup plus vite que le citoyen lambda.

L'enseignement de la médecine est-il homogène ?

En France, celui qui compte c'est celui qui dit : « Je sais. » De sorte qu'on observe cette chose extraordinaire : toutes les facultés de médecine françaises ont des enseignements différents. Il n'y a pas d'enseignement homogène de la médecine sur le territoire français.

Il n'y a pas de programme commun ?

Non. Chaque professeur chargé d'un enseignement n'en fait qu'à sa tête. C'est en train de changer un peu, mais pendant très longtemps les responsables d'enseignement – qui étaient aussi chefs des services les plus importants – n'essayaient pas de s'aligner sur le savoir collectif ni d'intégrer l'évolution des connaissances dans le monde ; ils dispensaient leur enseignement à partir de leurs opinions personnelles. Ce qui fait qu'on trouve des attitudes extrêmement variées d'une faculté de médecine à une autre.

L'information médicale en direction du grand public est assez inexistante, pourquoi ?

En 2001, j'ai publié un livre pratique sur la contraception [1]. J'ai beaucoup d'expérience dans ce domaine

1. *Contraceptions mode d'emploi*, Au diable Vauvert, 2001.

car je travaille dans un centre d'interruption de grossesse et un centre de planification et d'éducation sexuelle depuis près de vingt ans. Mais je l'ai acquise à partir des problèmes qui m'ont été présentés et des informations – les revues françaises, l'expérience de mes confrères – que j'avais sous la main. Pour écrire ce livre, j'ai fait ce que je m'étais toujours promis de faire : lire la presse médicale anglo-saxonne consacrée à la contraception. Et j'ai été effaré de mon ignorance, qui est celle de la plupart des médecins français de ma génération. Les médecins ne pratiquent aucune éducation à la contraception alors que ce sont les premiers fournisseurs de l'information aux médias ou au public. Quand vous découvrez les contributions des médecins dans la presse féminine et la presse grand public, c'est effarant de pauvreté ! L'autre jour, j'ai lu dans une revue grand public le texte d'une gynécologue sur la migraine. La migraine est un problème qui touche 15 % de la population, et dans son article il n'y avait pas un seul nom de médicament, il n'y avait pas une seule indication pour expliquer que dans telle ou telle circonstance la personne migraineuse pouvait utiliser ceci ou cela ! Vous prenez un article sur le même sujet dans une revue anglo-saxonne ou québécoise, il est accompagné d'un tableau qui énumère tous les produits existants et la manière adéquate de les utiliser.

Les médecins français craignent-ils l'automédication ?

Oui, mais là encore, il s'agit de la peur d'une perte de pouvoir. Quand on dit « l'automédication est dangereuse », c'est parfois vrai, mais c'est aussi, tout simplement, parce que le médecin ne supporte pas qu'on puisse se passer de son savoir. Et le fantasme compensatoire qui s'ensuit est : « Tu vas voir, mon bonhomme. Tu t'automédiques ? Tu seras puni ! » Ce qui est une pensée immature, mais extrêmement répandue... Effectivement, il y a beaucoup de produits en vente libre que les gens prennent parfois à tort et à travers, mais il n'y a pas autant d'accidents mortels qu'on pourrait le redouter. L'automédication serait beaucoup plus rationnelle et plus sûre si on prenait le temps d'expliquer comment, quand et pourquoi on peut se soigner seul et quelles sont les limites de cette pratique.

Existe-t-il une éducation pour l'automédication dans les autres pays ?

Quand on regarde la publicité télévisée aux États-Unis ou en Grande-Bretagne, on voit des spots pour les médicaments. Mais on y précise quelles sont les contre-indications et toutes les situations *où il ne faut pas* prendre ces médicaments. Ce qui n'est jamais le cas dans les publicités françaises. On se contente de dire : « Ceci est un médicament, consultez votre médecin... » Ce type d'incitation à la consommation n'existe pas du tout chez les Anglo-Saxons... En Grande-Bretagne, la plus grande revue sur le médicament, *The Drug and Therapeutics Bulletin*, est publiée par une importante association de consommateurs, *Which ?*, subventionnée par l'État. Ce bulletin est envoyé à *tous* les médecins anglais. C'est donc une association de consommateurs et ses experts médicaux qui font l'éducation des médecins. C'est inconcevable en France. En Grande-Bretagne, la question centrale n'est pas, comme en France : « Qui a le pouvoir ? » mais : « Que devons-nous faire pour soigner les gens le mieux possible ? » Aux États-Unis, c'est la même chose. Je ne dis pas qu'il n'y a pas de considérations commerciales, mais l'idéologie sanitaire et médicale y est complètement différente.

Comment le médecin écoute-t-il le patient ?

En France, quand on entre chez le médecin, la première chose qu'on vous laisse entendre est : « Le médecin sait, le patient ne sait pas. » C'est évidemment un mensonge, pour plusieurs raisons. Lorsque les médecins sortent de l'université, il y a beaucoup de choses qu'ils ne savent pas. Je pense que pour former des médecins on pourrait s'appuyer sur le fait que ceux qui vont devenir médecins sont des hommes et des femmes en devenir. On pourrait les accueillir en leur disant : « Quels sont vos problèmes, quelles sont les difficultés que vous avez rencontrées ? Vous êtes une personne comme les autres, les problèmes que vous rencontrez, les gens les rencontrent aussi et ils vont vous les soumettre. Vous pourrez d'autant mieux les aider que vous aurez réfléchi à ce qui vous arrive à vous-même. » Mais non, on ne tient pas compte de leur individualité.

Et cela joue dans leur relation future avec le patient ?

Oui, car à partir du moment où on leur impose cette attitude complètement schizoïde, où implicitement on leur laisse entendre qu'ils sont des êtres à part (immunisés contre la maladie ou la mort sous prétexte qu'ils vont en apprendre les secrets), on leur interdit d'exprimer les sentiments qui les rapprocheraient des gens dont ils vont s'occuper. Quand ils « entrent » en médecine, on fait miroiter aux étudiants que la médecine a fait des progrès gigantesques, et qu'elle a, par là même, augmenté son pouvoir. Et beaucoup d'étudiants en médecine sont formés par des professeurs habités par ce fantasme de toute-puissance... qui le leur transmettent. On ne leur demande surtout pas de s'appuyer sur leur expérience personnelle, leur perception sensible du monde, pour comprendre ce qu'est la maladie. Et c'est pourtant la première chose qu'on devrait faire, les mettre par petits groupes et leur demander : « Racontez-nous ce qui s'est passé la dernière fois que vous avez eu affaire à un médecin... » L'un d'entre eux dira peut-être : « Moi, je suis allé faire signer mon certificat de sport, le médecin m'a demandé de me déshabiller, il m'a mesuré, mais il ne m'a pas fait enlever mon slip. S'il l'avait fait, il aurait vu que je n'ai qu'un testicule, et moi j'aurais bien aimé pouvoir lui poser des questions à ce sujet, mais je n'ai pas osé parce que j'ai eu peur qu'il me croie exhibitionniste. » Ou bien : « Il m'a dit que j'avais un souffle au cœur, et je le sais parce qu'on me serine ça depuis que je suis gamin, mais personne ne m'a jamais expliqué ce que c'est, je sais seulement que quand ma grand-mère a appris que j'avais un souffle au cœur elle s'est écriée : "Mon Dieu ! Comme mon deuxième, qui est mort à l'âge de trois ans..." Alors moi, j'aimerais bien en savoir plus, quand même... » Si on les faisait parler, ils identifieraient très vite qu'il y a des zones taboues – y compris pour les médecins – et que lorsqu'on va chez le médecin pour une raison tout à fait banale, on peut avoir besoin ou envie d'en profiter pour lui poser des questions. Si un étudiant prend conscience de ça, lorsqu'il sera en position de médecin, il n'aura aucun mal à imaginer que son patient a peut-être quelque chose derrière la tête...

Car le médecin doit avoir une écoute particulière, être capable de décrypter, parfois, les paroles du patient ?

Oui, bien sûr. Si j'ai appris une chose au contact des patients et des autres médecins, c'est que beaucoup de gens viennent consulter un médecin avec un prétexte. Ce prétexte n'est jamais un mensonge ou une illusion, c'est un motif qui leur paraît valable pour aller consulter sans « déranger » ou paraître idiot. Mais leur raison véritable peut être tout à fait autre chose – une interrogation difficile à énoncer, même pour soi. J'ai écrit un article il n'y a pas très longtemps à propos d'une histoire de ce genre. Une femme de trente-cinq ans entre à la consultation de planification et me dit : « Je viens pour me faire poser un stérilet. » Comme toujours, je lui demande si on lui en a déjà posé un. Elle me répond que c'est la première fois et que ça lui fait un peu peur. Je lui dis qu'on va prendre le temps de voir ça en détail, je sors des dessins de l'appareil sexuel, je lui montre un stérilet, je lui explique comment on le pose, bref, je fais mon possible pour la rassurer. Elle écoute poliment et puis finit par dire : « Vous savez, tout ça, pour moi, c'est vraiment un pis-aller. Je ne peux pas prendre la pilule et je voulais avoir une ligature de trompes mais on me l'a refusée. » Je lui demande combien elle a d'enfants, elle me répond qu'elle n'en a pas. Je m'étonne qu'elle ait souhaité une ligature de trompes alors qu'elle n'a pas d'enfants. Elle me rétorque : « Je n'ai pas d'enfants, mais je vis depuis dix ans avec un homme qui en a déjà trois ; ses trois enfants avaient une mère qui buvait, quand j'ai commencé à vivre avec lui il avait divorcé et les enfants ont voulu venir vivre avec nous. On a dû se battre, mon mari a fini par obtenir la garde des enfants, ils étaient extrêmement fragiles, on s'en est beaucoup occupés et tant qu'ils étaient avec nous, on s'est dit que ce n'était pas le moment d'en avoir d'autres. » Je demande : « Et maintenant ?

– Maintenant j'ai trente-cinq ans, lui il en a quarante-cinq, les enfants ont grandi mais on en a encore une qui est adolescente et qui a des soucis. Je ne suis pas sûre que ce soit bien qu'on en ait.

– Mais vous en avez parlé avec votre mari ?

– On n'est pas mariés.

– Ah ? Il n'est pas divorcé ?

– Si, si, depuis longtemps...

– Ah, alors, pardonnez-moi, ma question va peut-être vous paraître indiscrète, mais êtes-vous opposés à l'idée du mariage... ?

– Non, pas du tout... D'ailleurs, lui, il voudrait qu'on se marie mais moi... »

Je me tais. Et au bout d'un moment, elle continue :

« J'ai été amoureuse de deux autres hommes, avant de le rencontrer. Les deux fois nous avions décidé de nous marier et quand on a été sur le point de le faire, mes fiancés sont partis. L'un après l'autre. Alors, je ne veux pas parler de mariage à mon compagnon parce que j'ai peur qu'il s'en aille aussi... »

Elle baisse le nez vers ses chaussures et, après un silence, elle ajoute, en levant les yeux vers moi :

« Mais lui, ça fait dix ans qu'il veut qu'on se marie. Depuis qu'on s'est rencontrés.

– Écoutez, je ne suis pas sûr que ce soit une bonne idée de vous poser un stérilet aujourd'hui... Je ne suis pas sûr que vous en ayez envie.

– Non, en fait, je n'en ai pas très envie... D'ailleurs, mon compagnon n'est même pas au courant... »

Manifestement, le stérilet, c'était un choix qu'elle s'était imposé, elle avait des *raisons* de se l'imposer, ce n'était pas un désir. Mais rendez-vous compte : cette femme était prête à se faire faire une ligature alors que personne ne le lui demandait ! Elle avait intégré l'idée que les enfants de son ami avaient tellement besoin qu'on s'occupe d'eux qu'elle n'avait pas le droit d'en avoir, alors qu'ils n'en avaient jamais vraiment parlé ! C'était une situation qui s'était installée comme ça. Et je lui ai dit : « Avant que vous ne vous fassiez poser un stérilet, il est peut-être important que vous en parliez avec votre compagnon... Vous semblez très proches l'un de l'autre, c'est quand même quelque chose d'important... » Et tout de suite, elle me répond : « Oui, je suis d'accord, il faut qu'on en parle... » Et elle repart avec son stérilet. Quelques mois plus tard, je la vois entrer dans le service, enceinte et rayonnante. Elle m'apporte deux choses : son faire-part de mariage et le stérilet, en me disant : « Moi, je n'en ai pas besoin, il pourra sûrement servir à quelqu'un... »

La plupart du temps, ce genre d'histoire peut traîner des semaines ou des mois avant de prendre sens entre le médecin et le patient, mais parfois, comme ici, les choses se disent en une fois parce que les conditions s'y prêtent. Il ne suffit pas que le patient ait envie de parler et que le médecin soit prêt à écouter, il faut aussi que le médecin ne se focalise pas sur l'aspect technique. Bien sûr, il y a beaucoup de femmes qui viennent se faire poser un stérilet sans arrière-pensée. On n'est pas obligé de faire systématiquement de la psychologie, mais avec de l'expérience, on sent dès le début s'il y a quelque chose derrière le motif de consultation. Ça s'apprend. Je n'ai moi-même pas toujours su « lire » ce genre de chose. Il faut savoir saisir les perches, et pour cela il m'a fallu aussi apprendre à avancer à petits pas, sans brusquer. Ce qui importe, ce n'est pas d'aller vite, mais de faciliter, d'accompagner le processus. Au début de ma pratique, j'étais plutôt un éléphant dans un magasin de porcelaine...

Le médecin doit donc s'adapter à la « vitesse » du patient ?

Bien sûr qu'il doit s'adapter. Mais cette malléabilité ne fait pas non plus partie de sa formation. On n'explique pas aux étudiants qu'on peut rester soi-même en s'adaptant au rythme des patients. On a plutôt l'impression qu'on leur apprend à imposer aux patients le rythme et les besoins du médecin.

On en revient toujours à la relation de pouvoir...

Oui, parce que les jeunes médecins en formation sont mis dans une situation très perverse : on leur fait croire qu'ils vont être très puissants et, comme tout le monde, ils ont envie d'y croire. Très vite, ils se rendent compte que ce n'est pas vrai. Ils ne sont pas omniscients, ils font des erreurs, ils font mal, ils se font engueuler. Mais on ne leur dit pas qu'ils ont le droit de faire des erreurs, et qu'ils vont inévitablement en faire. On leur dit : « Si tu fais une erreur, c'est que tu es nul. » Ainsi culpabilisés, ils sont amenés à masquer leurs erreurs ou à ne plus rien faire pour ne pas être pris en faute. Tous les étudiants en médecine et les jeunes médecins se retrouvent dans cette situation de grande difficulté : « Je suis censé jouer le rôle de quelqu'un de tout-puissant et je sais parfaitement que c'est un mensonge, que c'est une escroquerie. » Face à cela, il y a trois attitudes. D'abord, ceux qui admettent la réalité et se disent : « Je ne suis pas tout-puissant, mais je peux quand même faire beaucoup, et je vais essayer de faire de mon mieux avec ce que je sais. » Ce qui signifie que, d'emblée, ils admettent qu'ils ont des limites, à leurs propres yeux et à ceux des autres. Et il est beaucoup plus facile de travailler en repoussant ses limites que de faire mine de ne pas en avoir. La deuxième attitude consiste à nier la réalité en se disant : « Les gens sont en position allongée, nous nous sommes debout, donc nous sommes forcément supérieurs. Vous n'avez qu'à vous taire et obéir, et alors vous guérirez peut-être. Si vous ne guérissez pas, c'est probablement votre faute, moi, j'aurai fait mon boulot. » Ils sont malheureusement très nombreux à avoir cette vision caricaturale du monde. À mon avis, on ne devrait pas leur permettre de faire ce métier. Et puis il y a ceux qui sont entre les deux et qui savent que la toute-puissance affichée de la médecine est un leurre. Leur incertitude, leur solitude, leur propre sentiment de manquer de valeur les conduisent à adopter un comportement qui va les protéger. Quand personne ne vous pose de questions, vous n'avez pas de réponses à fournir ; ils font donc en sorte que personne ne leur pose de questions. Ils parlent mais ne laissent pas les patients parler, ils quadrillent ce que les gens disent, font entrer leurs symptômes dans des cases et laissent à l'extérieur ceux qui n'entrent pas dedans. Ils délèguent à des intermédiaires ; quand un patient souffre, ils disent à l'infirmière ce qu'il faut lui donner et ils rentrent chez eux.

Existe-t-il des sujets tabous ?

J'ai donné à plusieurs reprises des conférences à des étudiants en médecine de première année, souvent en tout début d'année. Et chaque fois je leur ai dit : « Il y a deux sujets qu'on n'abordera jamais en cours *avec vous*, pour vous faire réfléchir à la signification qu'ils peuvent avoir *pour vous, personnellement*. Ces deux sujets sont la mort et la sexualité. Or il n'y a pas de consultation qui ne renvoie pas à la mort, à la sexualité ou aux deux. Je ne vois donc pas comment vous allez comprendre ce que les gens vont vous raconter si vous ne vous interrogez pas sur la signification que vous-mêmes accordez à l'une comme à l'autre. Aujourd'hui, vous êtes cinq cents dans cet amphithéâtre, nous sommes au mois d'octobre, l'année universitaire se termine en juin. D'ici là, peut-être que quatre ou cinq d'entre vous seront morts. » Quand je dis ça, évidemment il y a un grand silence... Je poursuis : « Ce n'est pas une menace, une malédiction, une condamnation, ou une prédiction – c'est *la réalité*. Vous êtes comme tout le monde susceptibles de mourir du jour au lendemain, et moi aussi, d'ailleurs. Et il faut vous interroger là-dessus. Il faut en prendre conscience. La mort fait partie de la vie et, tôt ou tard, la mort viendra chez vous ou près de chez vous. Si vous ne vous interrogez pas sur l'impact de cet événement inévitable pour tous, comment voulez-vous comprendre ce que vous diront vos patients ? » Et je poursuis : « Maintenant, parlons de la sexualité. Tous, ici, vous avez entre dix-huit et vingt-deux ans. Vous n'allez pas me raconter que vous êtes tous vierges ! » Là, ils se mettent à rigoler, évidemment. « Vous n'allez pas rester chastes pendant toutes vos études ! » Là aussi, ils ricanent. « La sexualité occupe une place importante dans votre vie. Et pas seulement une place théorique. Certains d'entre vous sont mariés ou vont se marier, d'autres ont déjà eu une ou plusieurs relations sexuelles, d'autres auront leur première relation sexuelle ce soir ou la semaine prochaine, certains sont homosexuels, d'autres bisexuels, d'autres encore ne savent pas ce qu'ils sont, certains sont très inhibés à l'idée de la sexualité et d'autres pas du tout... Bref ! Si vous ne vous interrogez pas sur la place de la sexualité dans votre vie, comment voulez-vous comprendre quoi que ce soit à ce que les gens vont vous raconter ? Il est indispensable de vous appuyer sur votre expérience d'humain pour comprendre les expériences humaines qu'on va vous confier... »

Bien sûr, quand je dis ce genre de chose en amphithéâtre, il y a des étudiants qui sont choqués, d'autres que ça laisse indifférents, mais beaucoup l'entendent car ça les touche au plus profond et ça fait écho à des questions qu'ils se posent. Malheureusement, les facultés françaises nivellent tout ça, elles musellent les sentiments, elles interdisent qu'on se pose ce genre de questions dans le cadre de l'enseignement de la médecine. Ce n'est pas une règle écrite, mais tacite, idéologique. Implicitement, entrer en médecine c'est entrer en religion, on doit cesser d'avoir un corps, cesser d'avoir des fantasmes, cesser d'avoir des doutes. Continuer à avoir un corps et des sentiments, c'est incompatible avec la profession de médecin...

Un jeune étudiant en médecine, au fond, c'est comme un bonzaï au sens le plus sadique du terme. La faculté est dirigée par un certain nombre de mandarins dont l'idéologie consiste à penser que l'étudiant est une jeune pousse dont on va faire un arbre, et qui considèrent que plus on torture l'étudiant, meilleur sera le médecin.

On ne lui apprend pas à prendre possession du savoir par lui-même, à se l'approprier à partir de sa propre personnalité ?

Non, bien au contraire, l'étudiant doit entrer dans le moule, faire entrer dans sa tête des grilles diagnostiques, thérapeutiques, de comportement, et faire rentrer les patients à l'intérieur de ces grilles. Ce modelage idéologique commence très tôt.

Les étudiants sont-ils aidés dans leur choix d'une orientation ?

Non. Et on devrait au moins dire aux étudiants en médecine d'une promotion : « Parmi vous, il y en a qui seront à l'aise pour soigner, d'autres pour enseigner, d'autres encore pour faire de la recherche. À mesure que vous avancerez dans vos études, essayez de déterminer par quoi vous êtes le plus attirés et où vous vous sentez le plus à l'aise, parce que plus vous serez à l'aise, plus vous serez heureux de faire ce que vous faites, et mieux vous le ferez. » Mais on ne leur dit jamais ça, comme si un « bon » médecin devait être capable de *tout* faire. On ne leur dit pas : « Choisissez l'activité pour laquelle vous avez le plus d'affinité. » On leur dit : « Visez la spécialité la plus pointue, la plus complexe, dans laquelle vous serez le champion. »

Pour vous le comportement des médecins, quand il est inacceptable, est vraiment l'aboutissement des carences de l'enseignement ?

J'ai fait une expérience éclairante, il n'y a pas très longtemps. Je suis allé aux Pays-Bas, pour faire une conférence dans l'une des facultés de médecine d'Amsterdam. J'ai rencontré à cette occasion des étudiants et des internes en poste dans plusieurs hôpitaux périphériques d'Amsterdam. Leur maître de stage les réunissait pour leur demander ce qui se passait à l'hôpital, quelles étaient les difficultés relationnelles qu'ils avaient avec leurs supérieurs, avec leurs patients ou entre eux, quelles étaient les choses qui les intéressaient, etc. Et certains ont, devant tout le monde, dénoncé l'attitude de tel chef de service qui avait refusé de la morphine à un patient, ou qui avait refusé de recevoir la famille de tel autre patient en phase terminale. Et le maître de stage prenait des notes. Il m'a expliqué ensuite : « Si ce médecin commet des erreurs, nous allons lui en parler. S'il ne veut pas les corriger, nous ne lui confierons plus d'étudiants... » Et c'est très mal vu, là-bas, de ne pas avoir d'étudiants. Ça veut dire que vous n'avez rien à leur enseigner... Le soir, à un dîner avec tout l'aréopage des médecins qui m'avaient invité, j'ai rencontré la représentante des étudiants de sixième année de médecine. Elle m'a expliqué qu'elle participait à toutes les manifestations et à toutes les commissions. Quand la faculté doit engager un enseignant, elle dispose d'un droit de veto. C'est une chose inimaginable en France. Elle m'a appris une autre chose extraordinaire : aux Pays-Bas, les étudiants en médecine sont sélectionnés... par tirage au sort. Ils sortent du lycée, ils présentent leur candidature en médecine et ils sont tirés au sort. S'ils ne sont pas pris la première fois, ils peuvent se représenter une seconde fois l'année suivante. Quand je raconte cette histoire on me dit que peut-être, parmi les étudiants qui ne sont pas tirés au sort, il y aurait eu de bons médecins. Mais c'est également le cas en France, à ceci près que la sélection par l'échec est extrêmement humiliante et qu'elle fait perdre deux années à des jeunes gens qui pourraient être heureux ailleurs. Et personnellement, je crois que lorsque quelqu'un veut soigner, il finira par soigner. Il y a bien d'autres professions de soin que médecin... L'avantage du tirage au sort, c'est que les médecins ne sont pas obligés de bachoter pendant un an ou deux sur des matières arbitraires. Et ceux qui se retrouvent en médecine sont des étudiants qui ont eu des formations initiales très différentes – littéraires, matheux, musiciens... – et qui ont *aussi* envie de devenir médecins ! Cela signifie qu'aux Pays-Bas, on pense que, quelles que soient les motivations de l'étudiant, on peut en faire un bon médecin *si on le forme correctement*, en supprimant la notion d'élite, en considérant que l'on n'est pas en train de former des êtres d'exception mais des professionnels, et que ces futurs professionnels ont leur mot à dire sur la façon dont on les forme.

En France, la profession médicale est celle qui communique le plus mal : les professionnels ne communiquent ni avec le monde extérieur ni entre eux. Ils sont même souvent en compétition. Cette compétition stupide, on la voit en particulier dans les hôpitaux, où les différents patrons font tout leur possible pour persuader l'administration d'affecter les crédits à leur service, et pas à celui du voisin. On dirait que pour eux, c'est à qui sera le plus important, à qui parlera le plus de ses hauts faits d'armes, de ses interventions exceptionnelles, de son énorme service, etc. Quand dans un hôpital vous avez plusieurs services de cardiologie, très souvent ils ne travaillent pas ensemble. Le problème c'est qu'on n'impose jamais rien aux médecins, qui devraient pourtant respecter des règles collectives comme tout le monde. On leur demande d'être compétitifs, on leur dit qu'ils vont devenir l'élite, mais on ne leur dit jamais : « Vous ne devez pas devenir un superchirurgien *contre* les autres mais *avec* les autres, avec les patients, pour les patients, avec vos collègues, tous ensemble. Et vous serez bien meilleurs tous ensemble que vous ne le serez individuellement. » On ne leur dit jamais ça. C'est aberrant de penser que la médecine est un combat, alors que le soin devrait être une entreprise collective. Aux Pays-Bas, les étudiants sont tous formés dans le but de devenir de bons médecins, et quand ils vont choisir une spécialité, ils ne vont pas le faire parce que celle-ci est plus prestigieuse que celle-là, mais en fonction de critères de santé publique : on a besoin de tel nombre de chirurgiens. S'il y a plus de candidats que de postes, on tirera au sort. La médecine est riche en spécialités dans lesquelles tous les étudiants peuvent s'épanouir. La médecine générale est considérée là-bas comme une spécialité, et c'est celle dont on a le plus besoin. Et tout le monde a la même formation de base.

On pourrait concevoir les études de la même manière en France. On pourrait imaginer des troncs communs de formation – c'est en projet. Pourquoi ne pas mettre en place des passerelles qui permettraient à des adultes ayant une autre expérience de devenir médecins en passant des examens ? Et établir également des passerelles entre les différents domaines du soin ? En Grande-Bretagne, par exemple, il y a des infirmières spécialisées dans la contraception. On pourrait aussi décider que lorsqu'un jeune homme ou une jeune femme veut soigner, il ou elle peut devenir psychologue ou orthophoniste ; on n'est pas obligé d'être médecin. Les gens qui m'ont le plus appris dans ce métier depuis que je l'exerce, ce ne sont pas les médecins des hôpitaux, ce sont les infirmières, les aides-soignantes, les orthophonistes, les pharmaciens... Il est donc indispensable d'aller contre la mentalité générale.

Comment ?

Il faudrait se poser au départ des questions comme : « À quoi sert un soignant ? Pourquoi forme-t-on des soignants ? Dans quel but ? » Cela nous permettrait de définir qui a besoin d'être soigné, comment, et par quels moyens. Est-ce qu'on a besoin d'une démographie médicale galopante en région parisienne et dans le Sud-Est, alors que des régions ont de moins en moins de médecins généralistes ? Non, on a besoin qu'il y ait des médecins partout, et que leur nombre soit proportionnel à la population. Il n'est pas question d'obliger les médecins à s'installer à tel ou tel endroit mais on peut les y inciter, leur faciliter les choses. On peut aussi, dès le début de leur formation, leur apprendre à considérer que la médecine générale est quelque chose de gratifiant, augmenter leurs tarifs et améliorer leurs conditions de travail – ça c'est une décision politique. Il y a quelques années, il n'y avait plus de médecins généralistes en Écosse. Le service national de santé britannique a augmenté de 50 % les tarifs des généralistes qui s'installaient en Écosse, maintenant il y a des médecins en Écosse...

On peut très bien inciter les gens à faire quelque chose en les gratifiant, mais nous sommes dans un pays où on cherche plus souvent à réprimer qu'à gratifier. Finalement, la manière dont on forme les médecins en France est représentative de la mentalité française qui est une mentalité répressive, une mentalité de la contrainte, de la soumission, de la domination, du pouvoir et du contournement de la loi.

Il doit arriver que les médecins eux-mêmes aient des problèmes – problèmes de santé, problèmes personnels... Que se passe-t-il dans ces cas-là ?

J'ai été très frappé, quand j'étais étudiant, de lire le compte rendu d'une étude faite aux États-Unis selon laquelle la proportion de divorces, de suicides, d'alcoolisme, de toxicomanie, de morts violentes, d'accidents corporels, de maladies cardio-vasculaires et de cancers était supérieure parmi les médecins à ce qu'elle est dans la population générale... Être médecin, c'est certain, ne protège pas ! On peut même penser qu'on subit des pressions si importantes que cela peut aggraver un malaise, un mal-être ou des troubles déjà présents. Si cela produit seulement des médecins mutiques, ça n'est pas très grave : on peut ne pas les consulter. Mais si cela produit des alcooliques... Dans un hôpital où j'ai travaillé, il y avait un chirurgien alcoolique. Du fait d'une espèce de mur du silence dû à la fois à l'esprit corporatiste et à l'autopréservation, les confrères de ce chirurgien ont fait en sorte qu'il opère de moins en moins. Mais ce qui m'a révolté, c'est qu'ensuite ils l'ont fait muter ailleurs. Ce qui est très grave, c'est que personne n'est allé lui tendre la main. Qu'il soit alcoolique, ça n'en fait pas le mal incarné. Il avait besoin d'être aidé, besoin qu'on le soigne. Mais personne parmi ses confrères ne s'est avisé de cela.

Quand je suis allé à Amsterdam, j'ai rencontré un médecin, Peter Lens, qui avait travaillé sur les « médecins à problèmes ». Il m'a expliqué que, de plus en plus souvent, dans les pays anglo-saxons, aux Pays-Bas, en Scandinavie, on instaure des procédures collectives de prise en charge des médecins qui ont des problèmes. On vérifie qu'aucun de leurs patients n'en pâtit, on ne les laisse pas seuls, on les entoure, on les soutient. En France, on se voile la face : Untel est alcoolique, Untel viole ses patientes, et personne ne dit rien. L'anecdote sur le médecin violeur racontée dans *La Maladie de Sachs* est authentique. Elle s'est déroulée à Alger dans les années 1950. Le médecin violeur était un gynécologue ayant pignon sur rue, et il n'a jamais été inquiété... Dans le livre collectif de Peter Lens [1], où des médecins de nombreux pays du monde s'expriment sur leur situation nationale, l'article le plus inconsistant... c'est celui des Français (deux médecins du Conseil national de l'Ordre !), qui n'envisagent que le problème du médecin « malade » (sous-entendu « mental ») en disant... qu'ils ne connaissent pas exactement l'étendue du problème ! N'est-ce pas caractéristique ?

1. *Problem Doctors, A Conspiracy of Silence*, edited by Peter Lens & Gerrit Van der Wal, IOS Press, 1997.

2

La consultation

La première rencontre – Le motif de la consultation – Des explications claires – Les prétextes – Les questions – Aider le patient à parler – Être rassuré – Faut-il dire la vérité ? – On peut toujours faire quelque chose

Comment accueillez-vous un patient qui vient vous voir pour la première fois ?

Je lui demande : « Que puis-je faire pour vous ? » Quand c'est quelqu'un que je connais, je lui demande comment il ou elle va, et puis je dis : « Que puis-je faire pour vous ? » Cela dit, comme j'ai une consultation de planification un peu spécialisée dans la contraception, je n'ai pas vraiment de patients ou de patientes attitrés. Je les vois une, deux, au maximum trois ou quatre fois par an. Et je fais beaucoup de consultations nouvelles. Donc beaucoup de « première fois ». Je pose aussi des questions récurrentes parce qu'elles sont valables pour tout le monde. Par exemple : « Est-ce que vous dormez bien ? Est-ce que vous avez bon appétit ? Est-ce que vous avez maigri ? »

Qu'est-ce que vous avez besoin de savoir sur un nouveau patient ?

Il y a des choses qui aident à comprendre : on cerne mieux les gens quand on sait s'ils travaillent ou pas, à quel endroit, dans quelles conditions, en quoi consiste leur travail – beaucoup de consultations sont en relation directe ou indirecte avec le travail –, s'ils vivent tout seuls, s'ils ont des enfants... Je m'intéresse à leur vie parce que c'est important. Au Mans, il y a beaucoup de passage de forains, de gens du voyage. Si je ne sais pas que ce sont des nomades, je ne peux pas leur donner un avis pertinent. Si vous les mettez à l'aise, les gens vous disent spontanément les choses importantes. « Je suis en instance de divorce », « Je viens de me marier », « Je viens d'avoir un enfant ». Si c'est mis en avant dans la conversation ou, au contraire, si c'est quelque chose dont les gens ont du mal à parler, c'est forcément important.

Ensuite, j'ai besoin de savoir pourquoi ils viennent, mais selon leurs propres termes. Si quelqu'un vient parce qu'il tousse et que je me contente des symptômes – toux avec ou sans fièvre, par exemple –, je passe peut-être à côté de l'inquiétude qui est : « Est-ce que je n'ai pas un cancer du poumon ? » S'il s'agit d'un patient de vingt-cinq ans, je sais que le cancer est peu probable, mais je me demande ce qui a déclenché cette angoisse. Il ne faut pas se contenter de traiter les symptômes. *A priori*, tout est important. Quand les gens sentent que leur médecin montre un intérêt pour tout ce qu'ils disent, ils ne seront pas inhibés le jour où ils devront lui parler de choses plus difficiles à verbaliser. Ils savent qu'ils peuvent le faire. Le déroulement d'une consultation prépare toujours la suivante.

Connaissez-vous généralement le motif de la consultation ?

Pas toujours, parce que je ne regarde pas systématiquement la feuille de rendez-vous. Je préfère *écouter* ce que les gens ont à dire. Si je vois que telle patiente a apporté une boîte de stérilet dans un sac en plastique et que je me contente de lui dire : « Déshabillez-vous, je vais vous poser votre stérilet », j'aurai le sentiment de ne pas avoir fait mon travail. Les femmes ont *toujours* autre chose à raconter, d'autres questions à poser. Et puis il y a ceux dont j'ai déjà parlé, qui viennent sans dire pourquoi ou en ayant donné un prétexte qui n'est pas tout à fait leur motif de consultation. C'est pour cette raison que j'ai toujours pensé que la phrase qu'on adresse aux gens pour les accueillir compte beaucoup. Si vous leur demandez : « Alors, qu'est-ce qui ne va pas ? », ils ne savent pas forcément vous répondre. Ça peut leur donner à penser qu'il y a des motifs « valides » de consultation et d'autres qui ne le sont pas. Moi, j'essaie d'être accueillant. Je veux leur signifier que si je fais quelque chose, ce sera pour eux, et pas pour moi. C'est bien parce qu'ils me font la confiance de venir me consulter que je peux travailler ; ils sollicitent mes compétences de médecin. Donc je suis à leur disposition pour les écouter. J'ai des confrères que ce genre de déclaration fait bondir mais, dans mon esprit, se mettre à la disposition des gens pour les écouter, ça n'est pas synonyme de « faire tout ce qu'ils me demandent »...

L'accueil m'a toujours semblé très important : quand on entre dans un cabinet de consultation, même s'il est anonyme comme un cabinet hospitalier, on sent très vite à quel médecin on a affaire. Et les gens qui entrent dans un cabinet de consultation ne sont pas forcément tous abattus ou tristes. Habituellement, ils se composent une figure, ils ont une certaine tenue. Le médecin leur doit la même délicatesse. Je fais toujours asseoir les patients avant de m'asseoir moi-même. Ça me paraît normal.

Vous essayez donc de les mettre en confiance et de leur manifester du respect. Mais ne le faites-vous pas dans l'idée qu'il y a un déséquilibre, que le patient vient là parce qu'il a quelque chose à vous demander, et qu'il faut le mettre à l'aise ?

Non, parce que si je voulais les ménager, cela signifierait que je me sens supérieur à eux. Les gens qui entrent dans le cabinet médical sont dans une position difficile mais cela est dû à leur situation. C'est ponctuel. Au fil des années, je me suis rendu compte que quand on ne voit pas le patient comme une personne « infériorisée », il sort beaucoup plus de choses de la relation. Mais il peut m'arriver de faire un commentaire comme : « Vous avez l'air fatigué. » Je me permets de dire ce que je vois... L'autre jour, en consultation, je propose à une patiente de s'asseoir. Je fais le tour du bureau et, au moment où je vais m'asseoir, je vois qu'elle est toujours debout. Je lui propose de nouveau de s'asseoir, elle le fait et, en soupirant, elle me dit : « Je viens me faire poser un stérilet parce que je ne supporte plus la pilule, mais d'un autre côté je ne supporte plus mon mari non plus... » Alors, avec un sourire en coin, je dis : « Oui, c'est sûr, ça complique les choses... » Et là, elle se met à rire, alors qu'à son arrivée elle avait un visage sinistre. Et elle me dit : « Non, en réalité, j'exagère... » Simplement parce que je n'ai pas dramatisé, mais, au contraire, renchéri sur le mode complice. En consultation, ça m'arrive souvent d'éclater de rire – les gens me disent des choses qui me font rire et je ris franchement. Mais, comme disait Theodore Sturgeon dans *Les Plus qu'humains*, je ne ris pas d'eux, je ris *avec* eux. Et ils se mettent à rire aussi. Ça permet de prendre de la distance. Je n'ai pas de théorie là-dessus, mais je crois que j'essaie de rester à distance du problème posé tout en restant proche des sentiments des gens. Or, en général, l'attitude qu'on attend d'un médecin, c'est qu'il reste à distance des gens et se consacre exclusivement au problème posé, qui devient le sien. Et surtout qu'il n'établisse pas de lien affectif, d'amitié, de complicité ou de sympathie avec les gens. Personnellement, je considère que le problème posé, quel qu'il soit, est toujours moins important que celui qui le pose parce que même s'il a un cancer, ce n'est pas *mon* cancer. Et il ne faut en aucun cas que je me comporte comme si c'était mon cancer, ou le cancer d'un de mes proches. La relation entre médecin et patient doit rester indépendante de la maladie. Celle-ci n'est jamais que l'occasion de la rencontre, et la relation doit perdurer au-delà du problème de santé. Si vous restez à distance du problème en restant proche des gens, vous leur signifiez que vous êtes avec eux. C'est une façon de leur dire : « Je suis de votre côté. Vous voyez ce problème d'une certaine manière, celle du patient. Je le vois autrement, et d'une manière qui va être moins angoissée et moins angoissante. »

Vous essayez, d'emblée, de dédramatiser ?

Oui, je fais toujours mon possible pour dédramatiser, parce que dédramatiser, très souvent, *c'est déjà soigner*. Par exemple, quand un de mes enfants vient me voir en se plaignant d'avoir mal au ventre, je le fais s'allonger sur son lit, je l'examine, je lui demande depuis quand il a mal, et, même si je ne sais pas la cause, je lui dis : « Je ne pense pas que ce soit grave », et je lui donne du paracétamol ou de l'aspirine pour calmer la douleur. Et une demi-heure après, quand je lui demande comment ça va, généralement, ça va mieux... J'ai dédramatisé puis soulagé la douleur. Je ne sais pas pourquoi il avait mal au ventre, et peut-être n'était-ce que de l'angoisse ou de la fatigue, mais je sais que ce n'était probablement pas quelque chose de très grave. Si jamais c'est l'appendicite, de toute façon il aura à nouveau mal dans une heure. Si c'est né d'une angoisse ou de la fatigue, la douleur va disparaître, parce que en levant la douleur j'ai levé une partie de l'angoisse. L'inverse est vrai aussi, c'est-à-dire que quand quelqu'un qui souffre ressent une angoisse très importante, si on réduit l'angoisse, on réduit la douleur car toutes les douleurs sont majorées par l'angoisse. Pour moi, dédramatiser, c'est soigner. Et ça peut se faire simplement en écoutant et en parlant.

La parole joue un rôle important ?

Et comment ! Il faut simplement *mais systématiquement* expliquer les choses. Et surtout ne jamais porter de jugement, ne jamais dire une parole qui puisse apparaître comme une condamnation. Cela peut sembler évident, mais ce n'est pas toujours le cas, malheureusement... On m'a raconté il n'y a pas très longtemps l'histoire suivante : une femme est envoyée dans une consultation de stomatologie parce qu'une tumeur pousse dans son palais. À la consultation hospitalière parisienne où on l'accueille, on lui déclare froidement : « C'est une tumeur très grave, il va falloir vous enlever la moitié de la mâchoire et l'orbite, et en plus, nous ne sommes pas sûrs que vous survivrez. » On lui lâche ça brutalement, sur un coin de table, dans un bureau où il n'y avait même pas la place de s'asseoir. Le médecin en question est radiothérapeute dans l'équipe d'un des cancérologues les plus réputés de Paris. Et il l'abandonne à elle-même après lui avoir jeté son diagnostic. Cette femme, qui n'a pas trente-cinq ans, est psychologue. Elle était accompagnée par une amie, elle aussi psychologue, et qui travaille dans les services de cancérologie. Toutes les deux se regardent en se disant : « Mais où est-ce qu'on est tombées ? » Elles sont allées consulter ailleurs (à Saint-Louis), où on leur a tenu un autre discours, et où on leur a dit : « C'est inacceptable qu'on vous ait parlé comme ça. Il faut d'abord faire le tour du problème. » Et bicn sûr, ils ont raison : on ne peut pas jeter une condamnation définitive à la figure d'un patient. Les choses ne sont jamais définitives et inéluctables, en matière de santé... Mais il y a encore beaucoup de médecins qui se comportent comme s'ils étaient capables de prédire la vie et la mort. Dans tous les cas, il faut refuser d'entendre ou d'accepter les discours qui contiennent des condamnations sans appel. Ce sont des discours sadiques, pas des paroles de soignant.

Y a-t-il des gens chez qui vous sentez que, même s'ils ont fait la démarche de venir vous voir, ils auront des difficultés à se livrer ?

Tout le monde a des difficultés à exprimer des choses intimes. Et tout est intime, dans le cabinet d'un médecin.

Que faites-vous dans ces cas-là ?

Cela dépend. Souvent, quand les gens entrent, la question qu'ils se posent, qu'ils veulent poser au médecin, est sous-tendue par une inquiétude très ancienne, parfois nourrie par une histoire familiale, par les copains ou les copines... Le plus simple, c'est de s'appuyer sur ce que le patient dit. C'est ce qui marche le mieux. C'est délicat parce que je suis obligé en même temps de déterminer si le problème qu'il me soumet relève de ma compétence technique et par quel biais je vais l'aborder, et de prendre la mesure de ce qui *le* préoccupe profondément. Un exemple : une nuit, je suis appelé chez un vieux monsieur, par sa voisine. Le vieux monsieur est tombé de son lit, il a crié, la voisine a entendu, elle est venue le relever et le remettre sur son lit, elle a téléphoné aux enfants, tout le monde est angoissé et ils ont appelé le médecin. Ils sont persuadés qu'il faut le faire hospitaliser. Je l'examine. Il a un bleu, c'est tout. Je demande : « Pourquoi voulez-vous le faire hospitaliser ? » On me répond : « Il est tombé de son lit. » Alors je rassure tout le monde, je m'adresse au vieux monsieur et je lui demande pourquoi il est tombé de son lit. Il m'explique qu'il a un urinoir qu'il laisse dans la salle de bains la journée et qu'il met près de son lit le soir et que, cette nuit, il a oublié l'urinoir dans la salle de bains. Il ne voulait pas mouiller son lit, alors il s'est levé. Mais comme la nuit il ne voit pas bien et qu'en plus il prend des médicaments pour dormir, il a eu un vertige et il est tombé. Et je dis à sa fille, qui est très angoissée : « On va résoudre le problème très simplement, madame, vous allez lui acheter un second urinoir. » En laissant le vieux monsieur expliquer ce qui lui était arrivé, ce qu'il n'avait pas pu faire dans l'affolement général, j'ai évité une hospitalisation. Je suis revenu le voir le lendemain, il allait très bien. Bref, souvent, il suffit de replacer les choses dans la réalité.

La difficulté, c'est qu'on risque parfois de se tromper de patient : les gens qui appellent le médecin ne sont pas toujours ceux qui ont besoin du soin, ils appellent pour d'autres qu'eux. Et il faut laisser au soi-disant « malade » le temps de s'expliquer. Ce vieux monsieur, je savais qu'on ne prenait pas grand risque à le laisser chez lui. Si on l'avait transbahuté dans un hôpital – et pour rien, en plus ! –, ç'aurait été catastrophique. Avant de prendre des décisions, il faut déterminer où est vraiment le problème.

Y a-t-il des prétextes récurrents ?

Il y a des prétextes qui paraissent plus acceptables que d'autres. Par exemple, il est très fréquent, en gynécologie, que les femmes entrent en disant : « J'ai des démangeaisons, j'ai des brûlures, ça me brûle quand je vais aux toilettes », ou bien : « Je ne sais pas pourquoi mais depuis quelque temps j'ai mal quand j'ai des rapports sexuels. » Et quand vous les écoutez, vous vous rendez compte qu'il y a là une histoire de couple en rupture, ou bien une angoisse qui se situe ailleurs, et que ça se focalise « là ». J'essaie de replacer les choses dans leur contexte. Ça ne suffit pas toujours à soulager la plainte, mais à mon avis ça a pour vertu de permettre aux gens de relativiser ce qui leur arrive. Relativiser, ça ne se fait pas spontanément, mais ça s'apprend.

L'autre exemple très fréquent, c'est : « Je vous amène mon enfant, il ne mange pas. » On arrive très bien à comprendre que les femmes soient angoissées par le fait que leur enfant ne mange pas. Pour une femme, donner à manger, faire à manger – Boris Cyrulnik explique ça très bien –, c'est préparer une situation d'amour. Si l'enfant refuse ce qu'elle a fait, la mère conclut qu'elle ne lui donne pas assez d'amour, qu'elle est mauvaise, ou qu'il ne l'aime plus... La nourriture, c'est un sujet de conflits et d'angoisses considérables mais le plus souvent injustifiées sur le plan médical. Si on prend le temps de leur expliquer et, surtout, s'il n'y a pas un problème plus grave derrière, ce qui est assez rare, tous les parents sont capables d'admettre ça et de repérer dans leur expérience propre ce qui pose problème dans leur relation à l'alimentation et ce qu'ils exigent (en pure perte !) de leur enfant. C'est très important de faire appel à l'expérience propre des gens. On débloque beaucoup de choses comme ça.

Est-ce que vous leur posez certaines questions particulières ?

Bien sûr. Je demande au patient s'il a eu des maladies dans son enfance, s'il a des frères et sœurs qui ont été malades, et si ses parents sont en vie. Quand une mère amène son enfant malade, ça n'est pas inutile de savoir si les grands-parents sont en vie ou s'ils sont morts, et, si c'est le cas, de voir si cette mort pèse symboliquement sur l'enfant. Je pose ces questions systématiquement aussi parce que ça permet d'ouvrir des pistes. L'autre soir, je reçois une jeune femme de vingt-deux ans qui me demande une première contraception. Elle me dit que depuis six mois elle n'utilise que des préservatifs. Elle n'a qu'un seul partenaire sexuel qui lui-même n'a qu'elle. Mais maintenant, dit-elle, ils ont envie d'avoir quelque chose d'un peu plus fiable. Elle n'a aucun problème *a priori*, elle est en parfaite santé. Je lui pose ensuite cette question que je pose à tout le monde : « Est-ce que vos parents sont en vie ? » Elle me répond que son père est mort à quarante-cinq ans d'un accident vasculaire cérébral, que sa mère a fait une embolie pulmonaire et que sa sœur a fait plusieurs phlébites. Donc ça veut dire que je ne peux pas lui prescrire de pilule combinée, qui contient des œstrogènes. Je lui ai prescrit un examen de sang et on lui a effectivement trouvé une anomalie de la coagulation. Elle était en parfaite santé. Si je ne lui avais pas posé la question...

Est-ce que vous prenez des précautions particulières en posant ces questions ?

Pas vraiment, parce que je n'ai pas non plus de raisons de les materner. Quand leurs parents sont morts, ils disent : « Mes parents sont morts. » Si c'est très récent, ils peuvent se mettre à pleurer et vous comprenez qu'ils sont encore sous le choc. Vous leur laissez exprimer ce qu'ils ont à exprimer. Il ne s'agit pas d'être violent ou brutal, mais si vous commencez à prendre des précautions par rapport à ça vous n'en finissez plus. Il faut savoir aussi accepter le fait que les gens vont vous dire des choses, effectivement les questions réveillent des histoires. Mais d'un autre côté, vous êtes là pour ça. Il est inévitable de réveiller des choses chez les gens. Si on ne veut pas que cela arrive, inutile de parler avec eux. Je me demande d'ailleurs si les médecins qui restent froids ne sont pas ceux qui ont peur des histoires qu'on leur raconte...

Vous posez les questions avant ou après que le patient a exposé son problème ?

Après. Tout dépend si l'histoire est simple ou compliquée. Si l'histoire est longue, il peut laisser échapper quelque chose au sujet de son père, sans s'appesantir. Parfois, je lui demanderai de préciser sur le moment, parfois il faudra que je revienne dessus. Cela dépend si c'est quelqu'un qui parle facilement ou bien qui cherche ses mots. Quelqu'un qui cherche ses mots, je ne l'interromprai pas à tout bout de champ... Mais j'essaie d'être attentif à ce qui se dit, aux perches qui me sont tendues, et qui ne sont pas forcément tendues sciemment, mais qui sont simplement des éléments qui font partie de l'échafaudage mental de celui qui parle. Des choses qui pour lui sont évidentes, mais qui, pour le médecin, ne le sont pas. Mais si vous n'en profitez pas pour dire : « Ici, il y a une information qui me manque », vous ne le saurez pas. Cette jeune femme avait des antécédents de problèmes vasculaires dans sa famille, mais personne ne l'avait jamais envoyée se faire tester. Pas même le médecin de famille qui avait soigné le père et la mère. Je lui ai fait faire les tests et je lui ai dit : « Vous avez un frère. Il faudrait lui conseiller de se faire tester, lui aussi, parce que le jour où il se fracturera quelque chose, ou s'il décide d'aller en Nouvelle-Zélande, il peut faire une phlébite et une embolie pulmonaire parce qu'il sera obligé de rester allongé à cause de sa fracture ou assis pendant dix-huit heures dans l'avion. » Expliquer cela, c'est faire de la prévention. Ça va beaucoup plus loin qu'une simple prescription de pilule.

On a pourtant l'impression que les consultations de contraception sont souvent bâclées par le médecin...

Eh bien ils ont tort ! Ce sont des consultations très instructives pour la patiente et pour le médecin. La consultation de contraception ouvre sur cinquante domaines différents. Ça ne m'est jamais arrivé, en consultation de médecine générale, de voir une femme sans l'interroger sur le mode de contraception qu'elle utilisait. Pourquoi ? Parce que les femmes sont fécondes pendant presque quarante ans et qu'il n'est pas possible de maîtriser sa contraception tout ce temps toute seule. Elles ont donc besoin d'aide ou de conseils de temps à autre. Si le médecin n'aborde pas le sujet et si les patientes n'osent pas l'aborder – ce qui arrive souvent si elles sentent que le médecin n'est pas attentif –, certaines femmes resteront pendant des années sans contraception ou avec une contraception qu'elles ne tolèrent pas, ou avec des angoisses, et je trouve ça inadmissible. Alors quand je reçois une femme en consultation, je lui demande toujours si elle a des enfants ou pas (pour un homme aussi, d'ailleurs, mais les hommes consultent moins), ce qui la fera parler de ses enfants et de sa famille. Car très souvent, surtout en milieu rural, les femmes s'occupent aussi de leurs parents, d'un frère handicapé, etc.

C'est très important de s'intéresser à l'environnement du patient, sinon l'impact psychologique des conditions de vie ou de santé sur lui ou sur elle reste incompréhensible. Lorsque vous vous intéressez aux gens, à la manière dont ils s'inscrivent dans leur environnement, ce qu'ils font comme travail, quelle est leur famille, etc., ils existent. Une fois qu'ils existent, vous comprenez mieux pourquoi ils vous exposent tel ou tel type de problème, et eux, sachant qu'ils existent pour vous, se sentent en sécurité. Ils ne sont plus des numéros de Sécurité sociale, comme au comptoir de l'hôpital...

Je le leur dis : « Je cherche à comprendre ; mon travail consiste à comprendre et à vous aider à comprendre. »

Il y a donc les patients qui arrivent avec des prétextes, mais vous devez aussi voir, parfois, des gens qui tournent autour du pot, qui n'arrivent pas à s'exprimer. Qu'est-ce que cela pose comme difficultés ?

Il y a des gens qui tournent autour du pot parce que eux-mêmes ne savent pas où ils veulent en venir. Il y a des histoires insolubles devant lesquelles je suis impuissant. Je ne fais que les écouter et donner quelques bonnes paroles, sans rien pouvoir y changer. Mais ce qui est important, en médecine générale, c'est qu'on a le temps. Pas forcément pendant la consultation même, mais quand on devine que les gens vous consultent sous un prétexte quelconque, il ne faut pas les pousser dans leurs retranchements. Il faut se dire : « Bon, je n'insiste pas et on verra la prochaine fois. » Car il y a souvent d'autres occasions et si les choses ne peuvent pas se dire la première fois, elles pourront se manifester plus tard. Un médecin gagne à être patient ! Parfois, ça demande des mois. Je me souviens d'un monsieur d'environ cinquante-cinq ans, très dynamique, très attachant, avec toujours le mot pour rire, qui était venu me voir parce qu'il avait fait un infarctus et que, plutôt que d'aller tous les trois mois à l'hôpital voir le cardiologue, il préférait aller chez un médecin généraliste qui lui prescrirait le même traitement. Je soignais sa femme, qui était beaucoup plus calme, plus réservée... À cette époque, je posais moins de questions. Peut-être étais-je moins à l'aise, ou peut-être qu'il fermait un peu le discours en me parlant d'une certaine manière, je ne sais pas... Mais c'est seulement au bout de plusieurs années – je le voyais trois fois par an – qu'il m'a dit que son fils, qui avait quinze ou seize ans, s'était suicidé quelques années auparavant. Un jour, il était allé prendre le fusil de chasse et il s'était suicidé. Il m'a raconté ça d'un seul coup, je n'avais rien vu venir. Il s'est mis à sangloter, à peine quelques secondes, puis il s'est excusé et il n'en a plus jamais reparlé. Moi non plus. J'ai considéré que s'il voulait en reparler, il savait qu'il pouvait le faire. Je pense que ça devait être important pour lui qu'à un moment donné il me le dise. Inévitablement, le simple fait que je sache qu'il avait quelque chose d'aussi lourd à porter a modifié la relation.

Cette histoire me semble montrer la manière dont peut progresser la relation entre un patient et son médecin. Est-ce essentiellement une question de confiance ? Cet homme s'est-il senti un jour suffisamment en confiance pour vous confier son drame ?

Oui... Peut-être aussi a-t-il eu suffisamment confiance en lui-même. Pour moi, la confiance du patient envers le médecin commence par le fait que la personne vient vous voir. La question importante, c'est : est-ce que moi je leur fais confiance ? Le problème de la plupart des médecins, c'est qu'ils ne font pas confiance aux gens.

Et que signifie, pour vous, faire confiance au patient ?

Savoir qu'il n'est pas mon ennemi et qu'il n'est pas là pour me piéger ou pour me mettre en échec. Ça peut paraître paradoxal, mais beaucoup de médecins considèrent que les patients sont leurs ennemis et beaucoup d'entre eux ont peur de l'échec. Ce qui est complètement absurde, car nous sommes évidemment tous et tout le temps dans l'échec. Nous allons tous mourir, personne n'empêche jamais personne de mourir sinon momentanément, aucun médecin ne redonne ou ne donne la vie.

Le patient peut-il vous mettre en danger, ou face à une difficulté que vous n'arrivez pas à assumer ?

Sauf dans des situations assez rares, le patient ne me met pas « en danger » ni même en difficulté... En tant que soignant, je n'ai pas à démontrer quoi que ce soit, et surtout pas que je suis « fort et puissant ». Je me considère comme solidaire des gens qui viennent me voir, je suis honoré qu'ils viennent me demander conseil ou de les soigner. Si je sais leur répondre, tant mieux ; si je ne sais pas, je le leur dis et j'ajoute que je vais me renseigner avant de leur répondre. Si je n'y parviens pas, je demande l'aide de quelqu'un qui sait mieux que moi. Mais je suis toujours de leur côté. Je me sens aussi honoré et gratifié que si j'étais, par exemple, un écrivain public qu'on vient voir en disant : « Est-ce que vous pouvez me remplir ma déclaration d'impôts ? » Je ne soigne pas mon corps, je soigne le leur, mais je vais le soigner avec autant d'attention que si c'était le mien ou celui d'un de mes proches.

Beaucoup de médecins se sentent gratifiés parce qu'ils ont beaucoup de patients, parce qu'ils ont une « très belle » clientèle, ou parce qu'ils ont une renommée qui dépasse les limites du département. Personnellement, je préfère trouver ma gratification dans chaque relation, individuellement. Chaque fois que quelqu'un entre dans mon cabinet, c'est une aventure. C'est une démarche difficile que celle de raconter sa vie, en particulier dans un centre de planification. Les femmes viennent parler de leurs avortements, de leurs grossesses, de leurs désirs ou de leurs dégoûts, de leurs règles, de leurs seins, de leurs bonshommes. Ce n'est pas facile. Elles mettent à nu leurs sentiments, ce qui est plus dangereux que de se déshabiller. Cela demande un effort. C'est éminemment respectable, mais c'est aussi une preuve de confiance envers le soignant. Je me sens gratifié avant même qu'il se soit dit quoi que ce soit. Si ce n'était pas le cas, je ne continuerais pas à faire des vacations payées moins de cinquante euros par matinée. S'ils ne tiraient pas de leur boulot d'autre gratification que l'argent, la plupart des soignants feraient autre chose et la situation serait dix fois pire qu'elle n'est actuellement...

Est-ce que les patients vous remercient ? Je ne parle pas d'un remerciement formel, mais d'une manière de dire : « Merci, vous m'avez vraiment aidé... » ?

Quand j'étais installé en cabinet de campagne, il m'arrivait d'avoir des salles d'attente pleines à craquer. Quand quelqu'un décidait de ne pas rester parce que je prenais trop de temps, très souvent, il attendait que je sorte et me disait : « Docteur, aujourd'hui il y a du monde, mais moi je suis pas pressé, je reviendrai un autre jour. » Ils auraient pu partir sans un mot, mais ils voulaient que je sache qu'ils comprenaient. Au bout de quelques années, les patients que je voyais le plus souvent me disaient : « Aujourd'hui, j'ai besoin de parler longtemps » ou « Aujourd'hui, je n'ai besoin que de cinq minutes » et, le plus souvent, c'était vrai. Ils avaient compris que ce qui compte, c'est la qualité de la consultation, que toutes les consultations n'ont pas besoin d'être longues et qu'ils sont en mesure eux aussi de moduler l'usage qu'ils font du médecin. Il faudrait faire plus confiance aux gens et leur expliquer ça. De mon côté, je cherche à répondre le mieux possible, compte tenu des circonstances, et surtout à rassurer, à remettre les choses en place, à simplifier. Alors, les remerciements... Celui qui était entré angoissé et qui sort manifestement rassuré est un remerciement à lui tout seul. Il n'a pas besoin de le crier sur les toits. C'est une question d'attitude, plus que de mots. Et comme ma névrose personnelle consiste à faire en sorte que les gens se sentent mieux ou moins mal en sortant qu'en entrant, lorsque c'est le cas, je considère qu'ils me soignent, eux !

Ça devrait être un principe de base ?

Je crois en tout cas que le médecin devrait faire son possible pour que les gens qui sortent de chez lui ne se sentent pas plus mal qu'en entrant. Le plus souvent, c'est possible. Les gens à qui vous annoncez une maladie très grave ne sont pas très nombreux. Pour eux, c'est difficile, mais au moins on peut faire en sorte de ne pas noircir la vie de ceux qui ont des choses bénignes. Par exemple, les mères qui amènent un enfant qui souffre d'otites en permanence et disent : « C'est ma faute », si vous leur dites : « Holà ! Vous n'êtes pas à cent pour cent responsable de ce qui arrive à votre enfant, à votre mère, à votre mari, à votre beau-frère, etc. Vous n'êtes pas le centre du monde responsable de tout. Si vous l'étiez, vous pourriez arranger tout ça ! », le plus souvent, elles se mettent à rire et vont déjà moins mal...

Est-ce que tous les patients attendent un traitement ?

Pas forcément. Il arrive que certains patients viennent avec le nom d'un médicament... Les médecins détestent entendre ça, mais ils devraient là aussi apprendre à écouter ce que ça veut dire. Un jour, un homme me dit : « J'ai des brûlures d'estomac. Mon frère a eu exactement la même chose, il avait un ulcère à l'estomac, et on lui a donné tel médicament. Je veux la même chose. » C'était il y a quinze ans. Aujourd'hui, le médicament en question est en vente libre dans les pharmacies, mais à l'époque ça ne se faisait pas. Je commence à protester en disant : « Je ne peux pas vous le prescrire comme ça. Et puis, votre frère ce n'est pas vous.

– Oui, docteur, mais c'est mon frère *jumeau*.

– Un jumeau identique ?

– Oui, mon jumeau identique. Même nos femmes nous confondent, parfois ! » Cela m'a mis la puce à l'oreille, car les jumeaux identiques ont une grande probabilité de souffrir des mêmes maladies. Je lui ai fait faire une fibroscopie, il avait bien un ulcère à l'estomac, et il a eu son médicament. Sa demande ne sortait donc pas du néant, ce qui montre qu'il faut rester circonspect : quand un patient entre avec une requête, il faut la prendre au sérieux et non la rejeter *a priori*...

Mais le plus souvent ce n'est pas dans ces termes que ça se passe. Généralement, les gens ne demandent pas un traitement précis, ils demandent « quelque chose pour dormir », ou « quelque chose pour être moins énervé » ou « pour être moins fatigué ». Ou ils disent : « J'ai des migraines ou mal au dos tout le temps, j'aimerais bien que ça cesse. » Ou : « Je n'arrête pas de tousser. » Ils sont gênés par un symptôme, quelque chose qu'ils ressentent.

Et ils demandent un médicament pour être soulagés ?

Parfois, mais pas toujours. Au début, ils demandent un médicament, et peu à peu on se rend compte que derrière le médicament il y a une autre demande :

« Rassurez-moi et dites-moi que je n'ai rien de grave. »

Ils demandent d'abord un médicament, puis à être rassurés ?

Il y a parfois des gens qui demandent d'emblée à être rassurés, mais en général ils commencent en disant : « Je suis désolé de vous prendre votre temps... », comme si la demande de réassurance n'était pas un motif suffisant pour consulter. Le plus souvent, ils entrent en demandant un truc pour la toux, et ils enchaînent : « Je voulais vous demander... Ma femme dit que c'est parce que je fume trop et qu'il ne faudrait pas que j'aie un cancer, qu'est-ce que vous en pensez ? » Alors on se met à parler de leur peur du cancer ou de la mort...

Quand j'étais médecin de campagne, une des patientes du cabinet médical – une dame âgée – était un jour arrivée en me disant : « Je saigne quand je vais à la selle. » Je l'avais examinée et je lui avais dit : « Il est souhaitable que vous passiez une fibroscopie du côlon. Vous pouvez saigner à cause d'une tumeur. Elle peut être bénigne, elle peut être maligne, mais il faut aller voir. » La fibroscopie a montré qu'elle avait effectivement un cancer du côlon, heureusement très localisé. Elle avait soixante-dix ans. On lui a enlevé sa tumeur et elle a repris le cours de sa vie. Sa voisine, qui avait le même âge et qui avait toujours souffert du côlon, s'est mise à m'appeler plus souvent parce qu'elle a eu peur d'avoir elle aussi un cancer du côlon. À partir de ce moment-là, je l'ai vue chaque trimestre. La première fois, je lui ai fait faire une coloscopie, mais je n'allais pas lui imposer ça quatre fois par an sous prétexte qu'elle était angoissée... Donc, chaque fois qu'elle venait me voir, je prenais mon temps, je l'interrogeais, je l'examinais soigneusement, et elle me disait : « Bon, vous êtes sûr que je n'ai pas de cancer ? » et je lui répondais : « Aujourd'hui, oui. Je ne peux pas vous jurer que vous n'en aurez pas dans un an, mais aujourd'hui en tout cas, vous n'en avez aucun symptôme. » Je savais d'où venait son angoisse, parce que dès la première consultation elle m'avait parlé de sa voisine... Je n'ai rien dit de ce qu'avait sa voisine, je n'ai fait que discuter de ce qu'elle croyait en savoir, pour l'aider à préciser ses propres symptômes. Et puis je lui ai expliqué quels symptômes me paraissaient inquiétants, en ajoutant : « On peut vous faire une fibroscopie si vous y tenez vraiment, mais je ne suis pas sûr que ce soit absolument indispensable. » Je n'ai pas fait pression dans un sens ou dans l'autre. Finalement, elle est allée en passer une, ce qui n'était pas aberrant à son âge. Mais ç'a été la seule : cela l'a rassurée, et sur son état et sur ce que je disais. Si je l'avais traitée par le mépris, elle aurait été vexée et elle ne m'aurait plus fait confiance. Puis elle serait allée voir quelqu'un d'autre qui aurait eu plus de mal à la rassurer et lui aurait peut-être fait faire des coloscopies tous les ans pour avoir la paix...

Une fois que vous avez établi un diagnostic, comment l'expliquez-vous ? Vous dites exactement ce qu'il en est ? Comment parlez-vous ?

Comme je vous parle. Par exemple, quand quelqu'un vient pour me montrer des résultats d'examens, je les commente. Les résultats d'examens sont toujours très angoissants parce qu'il y a des termes opaques, donc j'explique les termes. Il n'est pas nécessaire de faire un cours de biologie appliquée, on peut toujours utiliser ce que les gens savent ou connaissent pour les aider à s'y retrouver. Il ne s'agit pas de bêtifier en utilisant des termes simplistes, mais de travailler avec les termes que les gens utilisent et comprennent. C'est pour ça que je ne recours jamais à une terminologie exclusivement médicale, parce que ça peut être terriblement ambigu et inquiétant ! Par exemple, je n'utilise jamais le mot « tumeur » sans préciser « tumeur bénigne » (non cancéreuse – une verrue plantaire est une tumeur bénigne) ou « tumeur maligne » (cancéreuse). Pendant longtemps, on a utilisé « tumeur » comme euphémisme de cancer, ce qui fait que quand on dit tumeur (« Tu meurs ! ») les gens entendent « cancer ». Par exemple, je précise toujours que dans le sein peuvent se développer des tumeurs bénignes, pas seulement des cancers. On peut toujours expliquer les choses simplement. L'éducation, ça va du plus simple au plus compliqué, et tout le monde passe par là.

On entend très souvent dire que les médecins n'expliquent pas assez les maladies et laissent les patients avec leurs angoisses. Qu'en pensez-vous ?

Cela revient à poser la question : « Que doit-on attendre d'une consultation médicale ? » Est-ce que la consultation médicale est un objet à l'usage du médecin – pour lui permettre de faire un diagnostic – ou à l'usage du patient – pour l'aider à résoudre un problème, à répondre à ses questions ? En France, on forme les étudiants en médecine et les médecins à considérer la consultation comme une sorte de situation de laboratoire dans laquelle ils vont faire quelque chose d'un peu expérimental. Le document que l'étudiant hospitalier doit apprendre à rédiger s'appelle une « observation ». Lorsque le patient entre, il devient un objet à observer, susceptible de *subir* des « examens complémentaires », puis « il fait l'objet d'un diagnostic », et ensuite « il bénéficie d'une thérapeutique ». S'il n'existe pas de traitement, il devient le sujet d'expérimentation pour des traitements à l'essai. Personnellement, ça n'est pas ma tasse de thé. Plus prosaïquement, je vois des gens entrer, des gens avec qui je peux avoir des relations qui pourraient être autres que médicales, qui me soumettent un problème, et ce dont j'ai envie fondamentalement, c'est que ces gens-là souffrent moins.

Quand les gens souffrent, je souffre. Par empathie, pas par mysticisme. Donc quand je les soigne, je me soigne aussi. C'est purement égoïste, au fond.

Est-ce que vous pensez que tous les médecins sont comme ça ?

Je ne suis pas sûr qu'il soit nécessaire d'être comme ça pour soigner. J'ai été élevé par un homme qui avait cette conception-là. Il était protecteur, attentif. Enfant, j'étais en sécurité avec lui. Si j'avais quoi que ce soit, il essayait de me soulager. Et la plupart du temps, il me soulageait en me parlant, avec peu de chose. Le plus important, c'est qu'il était toujours de mon côté. Jamais il ne m'a dit : « Tu en fais trop, tu t'écoutes trop, tu devrais prendre sur toi, etc. » Il me disait : « Ce n'est pas grave, ça va passer. » Et comme il ne se trompait pas, parce qu'il m'examinait toujours très sérieusement, le simple fait qu'il me dise ça suffisait à me rassurer.

Est-ce que le problème à résoudre peut parfois ressembler à un défi à relever ?

Le défi à relever peut exister. Intellectuellement, c'est toujours stimulant de voir quelqu'un vous apporter un problème inédit. Mais c'est un défi qu'on relève ensemble, le patient et moi. Ce n'est pas un défi personnel. Je pense que tout médecin devrait être à la fois Sherlock Holmes et Watson. Watson, qui est souvent représenté comme un imbécile dans les films, ne l'est pas du tout dans les livres de Conan Doyle. Il est médecin, et c'est un authentique soignant – d'ailleurs, il soigne Holmes. Holmes est cocaïnomane, il subit des phases de dépression, et Watson le soigne, l'encourage, le soutient. Il le valorise, aussi, puisque c'est lui qui tient le journal de ses enquêtes. Ils entretiennent une relation d'amitié, de soin, d'entraide et de réflexion commune. À mes yeux, ce duo représente la dualité de tout médecin qui se respecte : Holmes, le type qui se penche intellectuellement, scientifiquement, de manière détachée sur le problème qui lui est posé, et Watson, qui ressent et qui écoute, qui apprend, qui soigne et qui écrit. Lorsque quelqu'un me soumet un problème, même s'il est intéressant intellectuellement de trouver la solution, je cherche à le résoudre pour lui, donc avec lui. Et si je me trompe, je trouve moralement moins pénible de me tromper *avec* le patient que de vouloir avoir raison *contre* lui...

Est-ce qu'ils font l'effort de résoudre le problème avec vous ou est-ce qu'ils s'en remettent complètement à vous ?

Un mélange des deux. Un patient est inévitablement à la fois passif et actif, récepteur et émetteur. Quand on comprend ça, quand on abdique toute velléité de prendre l'initiative et de le dominer en permanence, et quand on se met à avancer au jugé, pas à pas, avec lui, en respectant ses hésitations, on va beaucoup plus loin. Je pars du principe que la plupart des gens consultent lorsque leur problème est trop difficile à garder pour eux seuls, mais que, le plus souvent, ils désirent garder le contrôle de leur vie. Je ne pars jamais du principe qu'ils s'en « remettent entièrement à moi ».

Il y a quelques années, un homme que j'aime énormément, l'écrivain Daniel Zimmermann – sa compagne Claude Pujade-Renaud et lui ont été mes parrains/parents en écriture –, est mort d'un cancer du poumon. Il m'avait parlé très tôt de ses symptômes, avant que le diagnostic ne soit affirmé, et très tôt il m'avait dit : « Je sais que c'est un cancer. » Sa préoccupation n'était pas de savoir s'il avait un cancer ou non, mais s'il avait le temps de finir le livre qu'il était en train d'écrire, s'il pouvait mourir chez lui, car il ne voulait pas mourir à l'hôpital, et s'il pouvait mourir sans souffrir ou en souffrant le moins possible. Je l'aimais profondément, j'aurais voulu qu'il vive plus longtemps. Mais au moins, grâce au médecin qui l'a soigné, il est mort comme il le souhaitait, après avoir fini son livre, chez lui et sans souffrir inutilement.

Est-ce que cette lucidité et cette acceptation-là de la maladie sont rares ?

Il est impossible de faire des généralisations à ce sujet. Moi, je n'ai pas le sentiment que ce soit si rare. Il me semble – mais j'ai peut-être une vision biaisée – avoir vu beaucoup plus d'individus faire face et chercher à vivre le meilleur de ce qui leur restait à vivre que de gens qui s'enfuyaient en courant ou se voilaient la face. Je crois qu'on se voile la face quand on n'a pas d'autre issue, ou quand tout le monde se la voile en même temps... C'était le cas quand on refusait systématiquement de dire la vérité aux cancéreux. Daniel pensait à la maladie depuis longtemps, c'est quelque chose qu'il avait déjà mûri. Il arrive que des gens ne soient pas du tout prêts à ça et puis que leur maladie dure suffisamment longtemps pour qu'ils y parviennent. On peut les accompagner vers ce chemin-là.

Vous dites tout le temps la vérité ?

Plus exactement : je ne mens jamais. Mais la vérité, ça ne doit pas être une massue dont on assène un coup sur la tête des gens. Il y a des manières de l'amener. Et je crois que, fondamentalement, les individus connaissent la vérité sur leur état. S'ils se font des illusions, c'est parce qu'on leur ment et qu'ils ont envie de croire au mensonge... Je trouve immoral de mentir quand le patient vous pose une question directe. Alors je réponds toujours aux questions. Et la question qui vient généralement est : « Est-ce que c'est grave ? Est-ce qu'il faut que je me fasse opérer ? » Et je suis en devoir de dire que c'est grave, parce que, si je ne le dis pas, comment puis-je justifier l'annonce d'un traitement lourd ?

Le problème c'est qu'en France, depuis longtemps, les médecins confondent deux choses : l'annonce d'une maladie grave et l'annonce de la mort. Or on ne devrait jamais annoncer d'emblée à quelqu'un qu'il va mourir, car on n'en sait rien. On peut avoir une maladie grave et ne pas mourir, on peut avoir une maladie bénigne et mourir. Une maladie grave n'est pas nécessairement un arrêt de mort imminente. Regardez le cas du cancer du sein, qui est une maladie très grave : toutes les femmes qui ont un cancer du sein n'en meurent pas, une très grande proportion guérissent. Annoncer un cancer du sein c'est annoncer une maladie grave, ça n'est pas condamner à mort. Je le dis, et je crois que ça change tout.

Je parle toujours explicitement, en appelant un chat, un chat. Je pense que mentir, ce serait introduire la méfiance entre le patient et moi, cela signifierait que je me méfie du patient, de ses sentiments, de ses réactions. Que je le considère comme un incapable. Ce qui est à mon avis beaucoup plus grave que de voir un patient se méfier de moi. Le patient a le droit de se méfier de moi, je suis là pour recevoir ses projections, positives ou négatives – ses attentes mais aussi ses reproches. Cela fait partie de la relation. Mais me méfier de lui *a priori*, c'est indigne : je n'ai pas à le juger, je suis tenu de le prendre comme il est car la seule chose qui justifie de m'occuper de lui, *c'est qu'il me le demande*. Rien d'autre, ni sa personnalité, ni ses opinions politiques, ni ses secrets personnels ne me donnent le moindre droit à le juger ou à me méfier de lui. Sinon, on ne soignerait que des gens qui nous ressemblent et personne ne voudrait soigner les criminels incarcérés, par exemple. C'est une question de respect : j'ai l'obligation de ne pas mentir. Mais il faut dire la vérité sur la maladie dans des conditions acceptables.

On a beau prendre toutes les précautions du monde, quand il faut annoncer à un patient qu'il a un cancer, c'est difficile d'atténuer le choc. Comment faire ?

Bien sûr que s'entendre dire qu'on a un cancer, c'est une violence. Raison de plus pour que le médecin n'aggrave pas cette violence par son attitude ! Les précautions comptent : ce n'est pas du tout la même chose d'appeler une femme et de lui dire au téléphone : « J'ai reçu vos résultats, vous avez un cancer du sein. Au revoir, madame », comme certains le font encore, ou de prévenir le patient en lui disant : « Je vous donne un rendez-vous, venez me voir pour qu'on parle de vos résultats. Est-ce que vous voulez venir seul ou accompagné ? » On doit prendre le temps de le recevoir et de tout aborder en détail. Deux précautions sont importantes : proposer de recevoir le malade avec la personne de son choix – qui n'est pas forcément le conjoint ! –, et le recevoir en *fin* de consultation, pour avoir le temps de parler. Une fois qu'on a pris ces deux précautions, on peut répondre aux questions.

Comment procédez-vous ensuite ?

On ne dit jamais « c'est un cancer » de but en blanc : si on a fait son boulot correctement, on en a déjà parlé avant. Les gens viennent vous consulter quand ils ont des symptômes. Il est exceptionnel de trouver un cancer chez une personne qui ne souffre de rien, ou alors c'est un cancer qui est très peu développé, donc curable. Il m'est arrivé un jour la chose suivante : je reçois une patiente qui voit d'habitude le généraliste de la commune voisine, mais ce samedi-là, il est en vacances. La patiente, une dame d'une cinquantaine d'années, me dit qu'elle a des démangeaisons partout. Je l'examine et sa peau me paraît impeccable, ça n'est donc pas un problème de peau. Mais certaines maladies du foie peuvent provoquer des démangeaisons de la peau. La patiente est allongée, j'examine son ventre pour voir si le foie est sensible ou volumineux, et je sens quelque chose dans son ventre. Ce n'est pas son foie, mais un rein. Il est gonflé et dur. Je lui prescris un médicament pour calmer temporairement ses démangeaisons et j'écris un mot à son médecin. Elle retourne le voir le lundi. Il l'envoie à l'échographie et on lui trouve un cancer du rein, limité au rein, qu'on lui enlève et dont elle guérit. Elle est revenue me voir ensuite, pour me remercier. Ce qui était étrange, c'est que personne n'avait prononcé le mot « cancer », mais elle savait exactement de quoi il s'agissait. Elle m'a dit : « Je viens vous voir parce que, au moins, avec vous, je peux en parler sans avoir le sentiment que je vais vous effrayer avec mon cancer guéri ! » Elle avait besoin de parler de sa maladie, de la nommer.

En général, je n'assène pas le mot « cancer » aux patients, c'est une notion à laquelle on arrive ensemble. Quand on leur dit : « Il se passe quelque chose », ils demandent si ça peut être un cancer. Et je réponds : « Oui, ça peut en être un. Ça peut aussi être telle ou telle chose. » Et ils demandent : « Et si c'est un cancer, que fait-on ? » Et je leur réponds le plus précisément possible. Ainsi, ils peuvent déjà se préparer. Plus on est prêt, plus il est possible de faire face. Quand l'annonce de la maladie est brutale et succède au silence, c'est intolérable !

Les patients posent-ils toujours des questions ?

Pas tous. Et ce sont ceux qui ne posent pas de questions à qui il faut faire le plus attention. Ceux qui en posent connaissent déjà une partie de la réponse, ou plutôt ils l'anticipent. Ceux qui n'en posent pas sont ceux qui, justement, ne veulent pas en savoir trop, ou pas trop vite. Leur silence est souvent le signe d'une angoisse très profonde. Il est encore plus indispensable d'accompagner ces patients-là.

Est-ce que vous considérez parfois que, en annonçant la maladie, vous allez mettre le patient dans une situation difficile ?

Ce n'est pas moi qui le mets dans une situation difficile, c'est sa maladie. Et je lui dis : « Vous n'êtes pas plus menacé aujourd'hui en sachant que vous avez une maladie, qu'hier, quand vous ne le saviez pas. Au contraire. Aujourd'hui, le sachant, vous allez pouvoir y faire face. Si vous étiez resté sans le savoir, la maladie aurait continué à évoluer de toute manière. »

Pour autant, cela n'est évidemment pas facile d'annoncer à un patient qu'il a un cancer. Sur ce point aussi il y a des lacunes énormes dans la formation des médecins en France : on ne leur explique pas qu'ils vont, parfois, devoir annoncer des mauvaises nouvelles et on ne leur apprend pas bien sûr à le faire – et à le faire de la manière la plus adéquate. Ainsi, on ne leur dit pas : « Si vous savez annoncer les mauvaises nouvelles, vous pourrez aussi annoncer les bonnes, et vous prendrez beaucoup plus de plaisir à annoncer les bonnes que les mauvaises. Mais les mauvaises il faut quand même les annoncer. » On est constamment obligé de faire des choses désagréables dans ce métier, tout n'y est pas immédiatement gratifiant. Pour soigner, il faut accepter de faire des tâches répétitives, très simples, pas du tout spectaculaires. On n'enseigne pas non plus aux futurs médecins qu'il y a des choses très importantes à faire, qui ne sont pas classées parmi les hauts faits de la médecine... Y compris d'annoncer à quelqu'un qu'il a une maladie grave. Parce que, après avoir annoncé cela, vous allez soutenir la personne, vous allez écouter ce qu'elle a à dire, vous allez lui permettre de se soigner et, si jamais il apparaît qu'elle peut mourir à brève échéance, vous allez vous décarcasser pour l'aider à faire ce qu'elle a peur de ne pas pouvoir faire avant de mourir. C'est très important. Il se passe des moments extraordinaires entre un médecin et une personne qui va mourir. Tout le monde le sait... sauf ceux qui ne veulent rien avoir à faire avec la mort ! Même avec les morts, il y a des choses à faire. Ça m'est arrivé à plusieurs reprises à la campagne. Un jour, une femme m'appelle parce que son mari, qui était malade depuis longtemps, vient de mourir. Tout ce qu'elle me demande, c'est de rédiger le certificat de décès. Mais je la vois toute bouleversée. C'est une femme âgée, elle est seule, ses enfants habitent au diable et il faut qu'elle attende une demi-journée pour qu'ils viennent l'aider et elle ne veut pas laisser son mari comme ça. Je l'aide alors à l'habiller, à l'envelopper pour qu'il ne se souille pas, ou à le nettoyer s'il s'est déjà souillé, car les intestins des morts se vident, et c'est abominable de laisser quelqu'un se débrouiller avec ça tout seul... Curieusement, c'est gratifiant d'habiller un mort. Une fois allongé sur son lit, dans son costume, son aspect est beaucoup moins triste, il retrouve sa dignité. Et les vivants aussi. L'entourage, la famille, tout le monde va mieux après la toilette du mort. On est triste et abattu qu'il soit mort, mais il n'est plus dans la position d'indignité dans laquelle il se trouvait. Redonner sa dignité à un mort, ce n'est pas rien, ça fait partie des rituels et ça fait partie du soin. Les rituels ont un caractère très tranquillisant pour tout le monde, très apaisant. Ce sont des repères. Ils permettent de maintenir un ordre dans le désordre. Ce que j'aime dans ce métier, c'est ça : maintenir un peu d'ordre dans le désordre, lutter contre l'entropie de la mort. Je sais que c'est voué à l'échec mais j'aime bien réparer, même si c'est transitoire, même si ça ne dure qu'un temps. Réparer ça ne veut pas forcément dire *guérir*, il est malheureusement rare de pouvoir guérir complètement – ou alors, c'est parce que ça guérit tout seul. Mais réparer, cela peut consister à restaurer l'image que les gens ont d'eux, à atténuer une angoisse. Les médecins ont tort de négliger les « petits » soins.

Est-ce qu'il vous arrive de sentir que vous ne pouvez rien faire ?

Ça n'arrive jamais qu'on ne puisse rien faire. On peut toujours faire quelque chose pour un malade, même s'il est en phase terminale : on peut au moins éviter de l'embêter avec des soins inutiles, on peut soutenir sa famille – ce qui le soulage lui aussi. Ce n'est pas spectaculaire, mais ce n'est pas « rien ». C'est honteux d'entendre des médecins proférer : « Je ne peux plus rien faire pour vous ! » En réalité, ça signifie : « Je ne veux plus avoir à m'occuper de vous. » Ou bien : « Tant que je peux passer pour un grand médecin et faire semblant de pouvoir vous soigner, ça va. Mais là, ça m'échappe, alors débrouillez-vous ! » C'est crapuleux !

Que se passe-t-il quand vous rencontrez des cas qui ne relèvent pas de vos compétences ?

Il y a trois types de situations. Celle qui peut être prise en charge au cabinet médical et pour laquelle je téléphone, devant le patient, à un collègue pour lui demander conseil. Cela peut concerner un problème dermatologique, un traitement inhabituel, une radio un peu bizarre, etc. Le deuxième cas de figure, c'est la situation médicale qui nécessite une consultation spécialisée. Par exemple : une dame vient l'autre jour et me dit qu'elle a toujours un peu froid. Je lui demande si elle n'a pas un peu grossi et je suggère qu'elle a peut-être une petite insuffisance thyroïdienne. Elle me répond : « Justement, l'an dernier, j'ai été opérée de la thyroïde. » Je demande donc un dosage d'hormone thyroïdienne et, effectivement, sa thyroïde avait une activité diminuée. Pour ajuster son traitement, je l'ai envoyée à l'endocrinologue. Il l'a vue et a conseillé une adaptation de son traitement. Ensuite, c'est moi qui ai continué à la suivre.

Le troisième cas de figure, c'est celui où on a besoin d'un geste technique particulier. Par exemple une intervention chirurgicale ou bien la mise en route par un spécialiste d'un traitement ou d'un protocole thérapeutique lourds. Mais le généraliste reste indispensable car c'est souvent lui qui fait le diagnostic, qui adresse les patients au chirurgien ou au spécialiste, qui est là quand ils reviennent de leur intervention, et s'occupe de tous les problèmes « mineurs » qui leur empoisonnent la vie. Il fait équipe avec l'infirmière qui va voir le patient chaque jour, avec le psychologue qui le voit en consultation de jour, etc. Le médecin généraliste est au centre d'une équipe informelle, non parce qu'il est le soignant le plus important mais parce qu'il fait la jonction avec tous les autres. Il est un pivot.

Comment vous comportez-vous face à un patient méfiant ?

Comme avec un autre, mais je reprends les choses depuis le début, en étant patient. Il faut du temps, parfois quatre ou cinq consultations, avant d'établir une relation de confiance avec quelqu'un qui se méfie. Parfois, cela ne marche pas. Le patient n'a pas la patience... et il change de médecin. Cela aussi, c'est son droit.

Mais si un patient s'obstine à vouloir une thérapeutique en particulier, qui ne soignera pas forcément bien ce qu'il a ?

En général, pour la plupart des gens, ça ne se pose pas en ces termes. Ceux dont vous me parlez sont une minorité. Cela dit, ils existent, et la grande question est de savoir jusqu'où on peut se laisser manipuler par ses patients. Quand on a le choix entre plusieurs thérapeutiques équivalentes (ou quand on ne sait pas laquelle est la meilleure), le bon sens veut que le patient choisisse l'option thérapeutique en fonction de ses avantages et de ses inconvénients. Mon directeur de thèse, Yves Lanson, qui est professeur d'urologie à Tours, m'a raconté, il y a une vingtaine d'années, l'histoire d'un de ses patients qui avait un cancer de la vessie. C'est un cancer très grave. Il lui a présenté les deux possibilités : faire une radiothérapie ou opérer, c'est-à-dire enlever la vessie, faire un abouchement des uretères à la peau, ce qui signifie qu'on urine dans une poche. La probabilité de survie était alors un peu meilleure avec l'opération. Le patient n'en a pas voulu. Lanson a respecté son souhait. Le patient n'aurait pas pu choisir si Lanson lui avait menti en lui disant par exemple que la probabilité de survie était bien meilleure avec la chirurgie... Maintenant, on commence à prendre en compte la notion de *qualité de vie*, qui est au moins aussi importante que la durée de vie. Ce que les gens demandent n'est pas forcément de vivre plus longtemps. Quel intérêt de vivre trois mois de plus si c'est dans des conditions humiliantes ou pénibles ? Quitte à avoir peu de temps, autant le vivre bien.

Respecter ce que veut le patient ne signifie pas forcément faire tout ce que le patient demande. Malheureusement, beaucoup de médecins sont trop immatures pour faire la différence. Si une femme me dit : « Je veux maigrir, donnez-moi des amphétamines », je refuse. Souvent, elle insistera : « Je veux absolument maigrir. » Je lui explique alors que je peux lui proposer d'autres options, mais que je ne lui prescrirai pas un traitement dangereux. Je ne me contente pas de la mettre à la porte, comme je l'ai vu faire, j'essaie de comprendre, comme toujours, ce que signifie cette demande d'amaigrissement. Très souvent, quand on met le doigt sur le motif profond, cela désamorce la demande. Il est encore plus important de dire non aux patients dont le comportement est perturbé au point qu'ils ne comprennent plus rien, qu'ils ne prennent plus la mesure des choses. Comment sauraient-ils, autrement, ce qui est permis au médecin et ce qui ne l'est pas ? ce qu'un médecin a l'autorisation de faire et ce qui lui est interdit ? Un jour, j'étais au centre d'IVG, une femme me demande une échographie et me dit : « Je suis enceinte de huit ou dix semaines, je ne sais pas si je veux le garder.

– Pourquoi voulez-vous une échographie si vous n'êtes pas sûre de continuer la grossesse ?

– Je voudrais savoir si c'est un garçon ou une fille. Si c'est un garçon je n'en veux pas, je veux absolument être sûre que c'est une fille. » Je lui ai répondu très tranquillement que je ne lui prescrirais pas d'échographie pour ce motif : « Vous avez absolument le droit de ne pas vouloir de grossesse mais je ne vous aiderai pas à choisir entre un garçon et une fille. Je sais que si vous cherchez bien, vous trouverez quelqu'un qui acceptera de vous faire votre échographie et, si c'est un garçon, votre IVG. Personnellement, ça me paraît moralement inacceptable, donc je ne vous aiderai pas à faire ce choix-là. » Cette femme avait un trouble grave du comportement, une névrose obsessionnelle très ancienne. Des patients de ce genre, un médecin en voit une dizaine dans sa carrière, pas plus.

Vous avez aussi l'inverse. Une femme m'a un jour déclaré, après son IVG : « Vous comprenez, j'ai voulu interrompre cette grossesse parce qu'on était en avril, et je ne pouvais pas être enceinte de trois mois sur la plage de Saint-Tropez. » Je me suis tu quelques secondes et j'ai répondu : « J'espère que vous croyez à ce que vous venez de dire mais moi, je n'y crois pas une seule seconde. » Elle a fondu en larmes et a dit : « Cet enfant n'était pas de mon mari. » Il lui fallait trouver une justification à cette IVG, alors elle avait trouvé la première excuse venue parce qu'il lui paraissait impossible de révéler ses véritables raisons...

Est-ce que les patients éprouvent souvent le besoin de se justifier ?

Dans le cas des IVG, bien sûr, c'est très fréquent, alors que les femmes ne sont pas malades. Mais beaucoup de malades se sentent coupables aussi. « Qu'est-ce que j'ai fait de mal pour être malade ? Si j'ai un cancer, c'est peut-être une punition. » Je passe du temps à expliquer que si on est malade c'est parce qu'on est un être humain et que le corps des humains a tendance à tomber malade. Je ne conteste pas la valeur symbolique que peut avoir le cancer dans la vie de quelqu'un – donner du sens, ça aide à contenir un peu le chaos. Mais ça ne veut pas dire qu'on est coupable. L'une des manières de soigner consiste à aider les gens à ne pas rester englués dans leur sentiment de culpabilité. Encore faut-il avoir envie de les soulager de ça. J'ai malheureusement le sentiment que de nombreux discours médicaux visent plutôt à accentuer le sentiment de culpabilité.

3

À l'hôpital

DES SOIGNANTS PAS TOUJOURS AGRÉABLES – SOULAGER LA DOULEUR – LE CONSENTEMENT ÉCLAIRÉ – TOUS LES PATIENTS SONT ÉGAUX – LE SECRET MÉDICAL (I) – L'HÔPITAL N'EST PAS UNE PRISON – INFORMER ET RESPONSABILISER LE PATIENT

Dans certains hôpitaux, les soignants – de l'infirmier au chef de service – sont adorables et dans d'autres ils sont désagréables. Est-ce qu'il y a une raison à cela ?

Oui, c'est le chef de service qui donne le ton. Quelques années avant sa mort, ma mère a eu besoin d'une intervention assez bénigne – il fallait lui enlever la vésicule. Elle n'habitait pas du tout près de chez moi, mais comme c'était plus pratique, je lui ai dit : « Viens te faire opérer à l'hôpital du Mans. C'est un grand hôpital, je serai à côté, je viendrai te voir, et une fois sortie tu viendras te reposer à la maison. » Puis je la confie à un chirurgien que je connais bien, un type gentil et pas agressif du tout. Il lui explique ce qu'il va lui faire et la rassure. Le lendemain de son intervention, je lui demande comment elle va. Elle me répond : « Je vais très bien, tu sais, tout le monde ici est très gentil. » Et à ce moment précis, l'aide-soignante qui venait d'entrer dépose son plateau sur la table et dit : « Mais vous savez, quand le patron d'un service a du respect pour tout le monde, tout le monde est gentil. » Et c'est vrai. Le service voisin était dirigé par un chirurgien qui n'avait aucun égard pour les gens avec qui il travaillait, et l'atmosphère y était épouvantable.

Le « patron » donne le ton, non seulement en tant que chef de service, mais aussi en tant que personne qui établit un certain type de relation avec les autres. Le chef de service est une figure d'autorité, une figure paternelle. Il est là également pour guider et former les médecins plus jeunes – chefs de clinique, internes et étudiants. Cette formation comprend le comportement qu'ils doivent adopter avec les autres soignants et les patients. S'il les « éduque », implicitement, en leur laissant entendre qu'ils ont le droit de se comporter comme des goujats, les jeunes se comporteront de la sorte, et l'atmosphère sera délétère. En revanche, s'il adresse la parole à tout le monde, s'il dit bonjour aux aides-soignantes dans les couloirs, s'il les connaît par leur nom et si, voyant un externe ou un interne prendre quelqu'un de haut, il lui dit : « Jeune homme, on ne se comporte pas comme ça avec les gens avec qui on travaille », l'étudiant adoptera un profil respectueux. Par conséquent, l'atmosphère générale des services hospitaliers français, qui ont été longtemps – et sont malheureusement encore, en particulier dans les CHU – hiérarchisés de manière pyramidale, dépend directement de l'attitude du chef de service. Dans les hôpitaux anglo-saxons, hollandais, scandinaves, où la direction d'un service est collégiale, le respect du patient est une exigence collective. Si quelqu'un se comporte de manière inadmissible, plusieurs personnes le lui feront remarquer, y compris les soignants de base, qui lui diront : « Monsieur, vous n'avez pas à me parler ainsi, ou à parler ainsi à un patient. » Il y a un respect égal à l'égard de tout le personnel, grand ou petit. De la même façon, aux États-Unis, si une infirmière donne son avis sur un patient, ce qu'elle dit est pris en compte, parce qu'elle a une expérience propre, parce qu'elle voit des choses que les autres ne voient pas.

Ce n'est pas le cas en France ?

Pendant longtemps, ça ne l'a pas été. Ça change petit à petit, mais c'est loin d'être le cas partout.

Il est une autre attitude qui est, semble-t-il, en train de changer, c'est l'approche de la douleur. En France, jusqu'à il y a peu, les médecins n'ont pas toujours eu le réflexe de soulager la douleur. Qu'en est-il aujourd'hui ?

J'aimerais parler d'une représentation de la médecine que j'aime beaucoup mais que nombre de médecins français détestent. Il s'agit d'une grande série télévisée qui s'appelle *Urgences*. C'est une très belle fiction qui montre en temps réel, de façon extraordinaire, non seulement l'apprentissage de la médecine mais aussi le développement des relations entre patients et soignants. Dans cette série, on remarque un fait caractéristique dans tous les épisodes : les ambulanciers amènent un type sur un brancard, ils le font entrer dans la salle de déchoquage, ils le mettent sur la table, et la première chose que disent Greene ou Carter, c'est : « Faites-lui tel bilan sanguin *et donnez-lui dix milligrammes de morphine.* » Tout simplement parce qu'un patient qui ne souffre plus va déjà mieux. En calmant la douleur, la morphine ralentit le rythme cardiaque et améliore d'autres symptômes. Et un blessé qui n'a pas mal peut répondre aux questions qu'on lui pose. Ce n'est même pas une question d'altruisme ou de compassion : prendre en compte et soulager la douleur, ça facilite le boulot des soignants ! C'est une question de bon sens.

Et pourquoi ne trouve-t-on pas ce bon sens en France ?

Il y a des raisons religieuses et culturelles. Pas judéo-chrétiennes, mais chrétiennes tout court. Dans le judaïsme, il n'y a pas de rédemption par la souffrance. Pour l'Ancien Testament, la souffrance est certes une punition ; mais souffrir, ça ne sauve pas. L'idée de souffrance rédemptrice, c'est une idée du catholicisme. Si les catholiques veulent croire que la douleur est rédemptrice, c'est leur droit le plus strict, mais pas question qu'on impose ça à tout le monde ! En particulier, un professionnel n'a pas à imposer ce type d'idéologie à ses patients ! Mais, à côté de l'idéologie religieuse, on trouve aussi une sorte d'attitude fantasmatique de certains médecins – c'est absolument inconscient, mais tout aussi vrai –, qui pensent que, lorsqu'un patient entre avec une maladie qui le fait souffrir, s'ils le soulagent *avant* que sa maladie ne soit guérie, c'est comme s'ils ne faisaient pas bien leur boulot ! Pendant longtemps, la médecine française a dit : « Il faut respecter le symptôme » – la douleur, la fièvre, etc. « Respecter le symptôme », ça veut dire ni plus ni moins *ne pas* le soulager, car quand on le soulage, le type ne souffre plus et on ne sait plus s'il est malade ! C'est évidemment très stupide ! La douleur est un symptôme dont on se souvient. Le patient soulagé peut très bien vous la décrire une fois qu'elle a disparu, et même, il vous la décrira beaucoup mieux s'il n'a plus mal. Quand quelqu'un souffre intensément, que voulez-vous qu'il vous décrive ? Il y a quelques semaines, un de mes amis m'a fait appeler parce qu'il était plié en deux à cause d'une douleur du ventre insoutenable.

Je n'ai pu vraiment l'examiner et me faire une idée de ce qu'il avait qu'après lui avoir donné des antalgiques puissants. J'ai pensé qu'il s'agissait d'une colique néphrétique, d'un caillou coincé dans les voies urinaires. Je l'ai envoyé à l'hôpital et, finalement, il avait un abcès de l'appendice. Ils ont pu faire le diagnostic très vite parce qu'il avait déjà été en partie soulagé.

Il faut dire qu'une fois que le malade ne souffre plus, il reprend possession de lui-même. Il est alors en mesure d'interroger le médecin – et les médecins ont horreur d'être interrogés quand ils n'ont pas été habitués à répondre aux questions ! Il peut le questionner par exemple sur ses choix thérapeutiques. Autrement dit : un patient qui a repris possession de lui-même est de nouveau en mesure de *choisir*. Or, dans les pays anglo-saxons et scandinaves, l'éthique médicale *exige* que le patient puisse donner un consentement éclairé. Qu'est-ce qu'un consentement éclairé ? *C'est l'accord que donne le patient lorsqu'il connaît et comprend tous les tenants et aboutissants des différentes options thérapeutiques qu'on lui propose.* Ce qui est fondamental, à ce propos, c'est que le médecin est tenu de donner tous les éléments au patient, mais aussi de respecter la décision de ce patient. Par conséquent, si le patient dit : « Je ne veux pas qu'on me soigne », le médecin n'a qu'à s'incliner.

Peut-on dire que cela se passe ainsi, aujourd'hui ?

Non, pas vraiment ! Pour preuve, l'histoire de cette femme, témoin de Jéhovah, qui a refusé une transfusion à la suite d'un accouchement. L'hôpital l'a transfusée contre son gré. Le tribunal administratif a imposé l'arrêt des transfusions car la patiente, n'étant pas en danger immédiat, était en droit de refuser la transfusion. S'il s'était agi d'un enfant ou d'une patiente en danger de mort imminente, les médecins pouvaient passer outre, mais depuis la loi sur les droits des patients, votée en mars 2002, les médecins sont tenus de respecter la volonté – donc, parfois, le refus de traitement – des gens qu'ils soignent. J'ai parlé de cette histoire dans ma chronique sur France Inter et vous n'imaginez pas le nombre de courriers et de réactions violentes que ça a suscité de la part de certains confrères, alors même qu'ils n'avaient aucune idée du contexte dans lequel les choses s'étaient passées. Et puis, pour beaucoup, j'ai senti que leur sentiment profond était qu'un témoin de Jéhovah, c'est un sous-homme qui n'a pas les mêmes droits qu'un autre. Je suis désolé, mais tout le monde a le droit au même respect, y compris les personnes incarcérées ! Je ne vois pas pourquoi on le refuserait pour des motifs religieux ! Cette morgue, ce mépris, cette attitude supérieure des médecins français remonte loin. Au XIXe siècle, quand la médecine française a commencé à répertorier les symptômes des maladies, le comportement « normal » du médecin consistait à *observer* le patient, à le regarder se tordre de douleur, pour faire un diagnostic. C'est pour ça que, pendant longtemps, les professeurs de médecine faisaient des présentations publiques de malades, qu'ils interrogeaient devant cinquante étudiants et montraient tout nus à tout le monde. Ces jours-ci, j'ai retrouvé un exemplaire de la revue « contestataire » à laquelle je participais à la faculté de médecine, pendant les années 1970. On y avait reproduit un article stupéfiant que Claire Brisset avait publié dans *Le Monde* en mars 1979. Elle y racontait une *exposition* de soixante malades à l'hôpital Saint-Louis au cours d'un congrès de dermatologie ! Les malades étaient debout ou assis avec, devant eux, une pancarte indiquant « Ne pas toucher » pour montrer leurs lésions de la peau aux congressistes ! Vous vous rendez compte ? Ça se passait il y a seulement vingt ans ! À la même époque, une chose pareille n'aurait jamais pu avoir lieu en Grande-Bretagne ou aux États-Unis ! Cette anecdote en dit long sur le mépris et l'irrespect souverain des médecins, mais aussi sur la passivité des patients. Dans notre revue, l'un de nous racontait une histoire à peu près similaire à laquelle il avait assisté pendant le « staff » – la réunion de service – du professeur d'alcoologie. Ce dernier avait présenté à vingt-cinq étudiants une dame d'une quarantaine d'années, alcoolique, à qui il avait fait subir un interrogatoire policier, devant tout le monde... Et ne croyez pas que c'était un cas isolé : il m'est arrivé exactement ce genre de chose quand j'étais tout jeune étudiant. J'avais des démangeaisons épouvantables dans le pli de l'aine, des deux côtés, juste sous l'élastique du slip. Assez naturellement, j'ai pris un rendez-vous à la consultation de dermatologie du CHU de Tours. Quand on m'a fait entrer en consultation, je me suis retrouvé dans une grande salle à l'autre bout de laquelle se trouvait le patron de dermato, assis derrière son bureau. Autour de lui, il y avait une demi-douzaine de types, des étudiants ou des internes. J'étais là, comme une andouille, debout au milieu de la pièce, et il m'a dit : « Racontez-moi votre histoire. » Je lui explique et il me dit froidement : « Eh bien, montrez-nous. » Et, comme je ne comprenais pas, il me dit sur un ton très agacé : « Baissez votre pantalon et votre slip, on ne va pas passer la matinée là-dessus ! » J'étais tellement médusé que j'ai obéi machinalement et je me suis retrouvé, le pantalon et le slip sur les chaussettes, debout, devant tout le monde. Le type n'a pas bougé de son fauteuil, il a fait signe à un interne qui est venu mettre son museau devant mes bijoux de famille, a vaguement éclairé mes lésions avec une petite lampe et, sans jamais me regarder dans les yeux, s'est retourné vers son patron pour lui dire ce qu'il en pensait. Le patron a hoché la tête et m'a dit : « Bien, rhabillez-vous. Ce n'est rien. Vous prendrez ça. » Et il a griffonné une ordonnance qu'il m'a fait porter par un autre externe... Si on traitait ainsi les malades à la fin des années 1970, vous imaginez que, pour les médecins français qui ont appris leur métier à l'époque, la douleur soit encore aujourd'hui le cadet de leurs soucis !

L'ordre des médecins ne dit rien sur le respect du médecin envers le patient ?

Si, l'ordre des médecins dit des tas de choses là-dessus ! Le code de déontologie aussi... Par exemple, le code de déontologie dit, en substance, que le médecin est « tenu d'informer le patient sur son état sauf si cette annonce est susceptible de le désespérer et il est en droit alors de prévenir la famille ». Ce qui est parfaitement insensé ! Cela justifie, pour certains médecins, de taire à leurs patients qu'ils ont une maladie grave mais de le dire à leur famille, alors que le secret professionnel interdit de communiquer des informations à un tiers sans le consentement du patient !

Le secret professionnel interdit de révéler une maladie aux membres de la famille ?

Mais bien entendu ! Les médecins le font, mais c'est interdit ! Le secret professionnel est là pour protéger la vie privée du patient. Comment la protéger si on peut dire ce qu'on veut ? Il a fallu que le sida arrive pour qu'on comprenne ça. Les patients séropositifs, en particulier les homosexuels, ont exigé qu'on leur dise la vérité mais qu'on la taise à leur famille. Jusqu'à l'apparition du sida, les patients cancéreux n'avaient pas du tout le droit au même respect !

Mais pourquoi les médecins informent-ils la famille ?

Parce que, pour pouvoir travailler, il faut bien que quelqu'un soit au courant, et le fait d'informer la famille plutôt que le patient leur facilite la tâche : ils n'ont pas à prendre en charge le désespoir qu'ils redoutent de provoquer chez le patient, et auquel ils sont incapables de faire face. D'un autre côté, en mettant l'époux ou l'épouse dans la confidence, ils s'assurent que celui-ci fera pression sur le patient pour se faire soigner. C'est un comportement d'une extraordinaire perversité ! C'est de la lâcheté, et de la manipulation. Et en plus, c'est d'une grande idiotie ! Un de mes amis m'a raconté que sa mère était atteinte d'un cancer avancé de l'utérus. Le médecin ne l'a pas dit à la patiente, mais il l'a dit à son mari. Or ce couple était sur le point de se séparer, d'un commun accord. Le mari, évidemment, s'est senti profondément coupable à l'idée de partir, et il est resté. Elle a mis six ans à mourir, et elle est morte veillée par un homme qu'elle n'aimait plus et qui ne l'aimait plus. Alors que l'un et l'autre étaient sur le point de refaire leur vie avec quelqu'un d'autre ! La seule chose à faire était de dire la vérité à la patiente. Elle aurait pu quitter son mari et aller vivre ce qu'elle voulait vivre avec la personne de son choix. En fait, ce genre d'attitude vise à montrer *qui a le pouvoir*. On en revient toujours à la même chose : le médecin sait, le patient ne sait pas, et, comme il est malade, il n'est pas en mesure de prendre une décision.

Peut-on forcer un patient à rester à l'hôpital ?

Bien sûr que non, sauf dans de rares cas comme l'internement dans un hôpital psychiatrique, parce que vous représentez une menace pour vous-même ou autrui. Mis à part ces cas particuliers, toute personne est en droit de sortir à n'importe quel moment. Un patient hospitalisé n'est pas déchu de ses droits, il n'est pas soumis à l'autorité du médecin. Et un hôpital n'est pas une prison. Mais la plupart des patients ignorent qu'ils peuvent *toujours* sortir d'un hôpital et certains médecins jouent sur le fait qu'un patient hospitalisé est fragile et vulnérable, au moins psychologiquement, pour imposer leur point de vue et une hospitalisation. Si un patient veut à tout prix sortir mais que cela peut être dangereux pour lui, il ne faut pas se focaliser sur le refus, mais tendre des perches, tenter de restaurer un dialogue, se dire : « Il est libre de sortir ; que pouvons-nous faire pour qu'une fois sorti il n'aille pas plus mal ? » Au lieu de quoi, les patients qui sont révoltés ou angoissés se retrouvent encore plus mal parce qu'on leur oppose une sorte de terrorisme, des menaces, une culpabilisation. Parfois, même, on les attache !

Pensez-vous qu'il soit nécessaire de « responsabiliser » le patient ?

Ce qui infantilise et fragilise le plus un malade, c'est le sentiment que lui-même ne peut rien à son état. Lorsqu'il a ce sentiment, il est d'autant plus tenté d'attribuer au médecin une sorte de toute-puissance. Sinon, si personne ne peut rien, le désespoir le submergera. Or le médecin devrait avoir à cœur de redonner le plus d'autonomie possible au patient, non pas en le guérissant ou en le sauvant de la mort, ce qui n'est pas toujours possible, mais en lui montrant que, même s'il a une maladie grave, il peut quand même faire quelque chose de sa vie. Le garçon avec qui j'ai passé une année aux États-Unis, mon frère américain, Chuck, a mon âge et il a une sclérose en plaques. Il le sait depuis cinq ou six ans. La maladie n'évolue pas très vite, mais il a fait plusieurs poussées. Je l'ai revu il y a quelques semaines, il commence à être assez gêné. Il est militaire de carrière, mais il ne veut pas cesser de travailler et l'armée le garde car, même s'il ne peut pas faire quinze kilomètres à pied, il est officier de liaison, il coordonne une équipe, et il le fait très bien. Il dit : « Tant que je peux travailler correctement, je ne prendrai pas ma retraite. » Et il a raison. Quand on lui a annoncé qu'il avait cette maladie, on lui a dit : « Il est très possible que ça évolue lentement et que vous ne soyez pas très handicapé avant dix ou quinze ans d'évolution. » Il s'est dit : « Bon, maintenant je suis fixé, je vais voir comment ça évolue. Mais, sachant que j'ai une sclérose en plaques, le jour où je prends ma retraite, j'achète une maison de plain-pied. » Il sait de quoi il est atteint, il peut donc anticiper, faire des choix, se dire : « J'ai envie de faire des voyages avec ma femme, autant les faire maintenant », etc. Il est en possession de sa vie. En France, pendant très longtemps, on cachait aux gens qu'ils étaient atteints par cette maladie, en se disant : « Il n'y a pas de traitement, alors à quoi bon... ? » Mais, à mon sens, c'est une attitude inappropriée. D'abord parce qu'on leur cache la vérité sur des symptômes réels, et il est très angoissant d'avoir des symptômes sans explication ; ensuite, parce qu'on les prive de la possibilité de vivre leur vie en anticipant. Et puis, qui peut dire à l'avance ce qu'un individu doit faire de sa vie, sinon lui-même ?

Je vous donne un dernier exemple, celui d'une jeune femme que j'ai vue en consultation il y a plusieurs années. Je ne la connaissais pas, je la voyais pour la première fois, on s'est mis à discuter. Elle était née avec une malformation : son bras droit s'arrêtait au-dessus du coude. Elle n'avait ni main, ni poignet, ni avant-bras droits. Elle portait une prothèse et elle m'a expliqué qu'on l'avait appareillée très tôt mais que ses parents ne l'avaient jamais obligée à la porter. Elle la mettait quand elle faisait du vélo, mais rarement en d'autres occasions. À l'adolescence, évidemment, elle la portait en permanence parce que ça lui facilitait quand même la vie. Mais elle a appris seule à vivre avec. Ce jour-là, après que je l'ai examinée, quand elle est ressortie de la cabine de déshabillage, elle avait ses bottes à la main. Je n'y avais pas fait attention : elle avait des bottes qui montaient jusqu'à mi-cuisse, des bottes à lacets !

Elle s'est penchée et s'est mise à relacer ses bottes et je vous jure que, avec sa prothèse, elle laçait ses bottes plus vite que moi mes chaussures ! Cette jeune femme qui était porteuse d'une caractéristique irréductible – un membre incomplet – a su apprendre à compenser son infirmité parce que ses parents l'ont traitée avec respect en lui disant : c'est à toi de construire ta vie, avec ou sans ta prothèse. Pour moi, cela devrait être une règle générale. La majeure partie des gens peuvent apprendre à surmonter leurs handicaps, leurs infirmités, leurs limites – tout le monde a des limites, physiques et psychologiques –, quand ils en connaissent la nature et l'ampleur et quand on leur donne les moyens de s'en affranchir et de choisir la manière de le faire. Cela me paraît toujours vrai. Et lorsque, d'emblée, un médecin considère que les gens qui sont devant lui ne sont pas capables de s'assumer, il commet non seulement une erreur d'appréciation extrêmement grave, mais aussi une violence, car il se met, peu ou prou, à choisir à leur place la manière dont ils vont vivre.

4

Ni dieu ni robot

LE MÉDECIN EST FAILLIBLE – LES PATIENTS MANIPULATEURS – RECONNAÎTRE SES ERREURS – LES PATIENTS DIFFICILES – MICHAEL BALINT ET LES GROUPES BALINT – CARENCES DES ÉTUDES DE MÉDECINE (5) : PAS DE PSYCHOLOGIE – UN MÉDECIN DISPONIBLE ET ADAPTABLE – CARENCES DES ÉTUDES DE MÉDECINE (6) : ERREUR ET CULPABILITÉ

Entre la faculté, qui dit au futur médecin qu'il est un surhomme, et le patient qui attend parfois des miracles, le médecin arrive-t-il à trouver un équilibre ?

On veut que les médecins soient infaillibles et même qu'ils soient immortels, mais ce sont des êtres humains, pas des robots ! Je me souviens d'une histoire que mon père racontait et qui m'a fait comprendre une fois pour toutes que les médecins n'étaient pas des dieux, qu'ils n'étaient ni infaillibles ni immortels. Un soir, assez tard, en fin de consultation, vers dix-neuf heures trente ou vingt heures, il reçoit une femme qu'il n'avait jamais vue, et qui pose un énorme dossier devant lui, sur le bureau. Elle commence à lui expliquer son histoire, manifestement une histoire extrêmement compliquée. Mon père, qui était très fatigué, l'écoute pendant un moment, et lui dit : « Écoutez, madame, votre histoire a l'air complexe, vous m'apportez un dossier très lourd et je ne vais pas pouvoir l'étudier avec vous ce soir. Seriez-vous d'accord pour me le laisser afin que je puisse le regarder de près et revenir me voir d'ici un jour ou deux ? » La patiente l'a très mal pris, elle lui a répondu sèchement que ça ne lui convenait pas, elle a repris son dossier et elle est partie. Mon père était désolé lorsqu'il racontait cette histoire. Comme la femme était venue avec son dossier sous le bras, il avait pensé que ce n'était pas une urgence, qu'il valait mieux prendre son temps pour étudier cette histoire qui l'intéressait et il lui avait fait une proposition parfaitement acceptable. Mais ça n'avait pas convenu à cette femme. Cette histoire – que j'ai entendu raconter bien avant de devenir médecin et de savoir ce que cela signifie de soigner des gens – m'inspire aujourd'hui plusieurs réflexions. La première est que mon père avait beau être médecin, il restait malgré tout un être humain, avec ses limites, et quand il les atteignait, il disait : « Là, je ne peux plus. » La seconde chose que j'entends dans cette histoire est que si aujourd'hui la même chose m'arrivait, si cette femme prenait son dossier et s'en allait, je saurais tout de suite qu'en réalité elle est venue pour me tester, pour voir si j'étais capable de me laisser manipuler, de me laisser accaparer entièrement par elle ou non. C'était une tentative de manipulation. Je pense raisonnablement qu'une personne qui se comporte ainsi a une personnalité problématique.

Cela vous arrive souvent de voir des patients qui cherchent à vous manipuler ?

Tous les médecins rencontrent quatre ou cinq fois dans leur carrière des individus – surtout des femmes, mais pas seulement – qui viennent se plaindre de symptômes non identifiables ou incurables et qui poussent les médecins à leur prescrire des traitements invraisemblables, ou les chirurgiens à les opérer de manière répétée. On les repère très vite, avec leurs balafres et leurs cicatrices partout. Elles se sont fait opérer des seins, d'un rein, d'un kyste de l'ovaire, d'un fibrome de l'utérus... Il existe des gens comme cela, qui prennent les médecins par les sentiments, qui jouent alternativement de leur « fonction sacerdotale » de médecin, de leur vanité et de leur sentiment de culpabilité. Les hystériques, les pervers narcissiques, les manipulateurs, sont les gens les plus difficiles à soigner, à appréhender. Il est très difficile de trouver la bonne distance, parce qu'ils sont toujours dans une sorte de jeu du chat et de la souris par rapport à cette distance, justement. Quand on tombe sur un tel individu, c'est infernal !

Les médecins ne sont pas formés pour faire face à ces gens-là. Comme ils se sentent très coupables à l'idée de laisser passer une maladie grave, de laisser mourir les gens, de laisser dire qu'ils sont de mauvais médecins, ils sont à la fois très manipulateurs et très manipulables. Ils s'engagent à fond parce que cela les valorise, mais quand ils en ont assez, ils disent : « Je ne peux plus rien pour vous. » Ils ont toujours besoin qu'on dépende d'eux, et ils détestent qu'on s'interroge sur leurs actes. L'une des premières choses qu'on devrait enseigner aux étudiants est : « Si vous apprenez à ne pas manipuler les gens, ils ne vous manipuleront pas non plus. Et si vous savez que vous pouvez être manipulés, vous le serez beaucoup moins. » Heureusement, l'expérience permet de repérer ces personnes et de les désamorcer.

Quel genre de manipulation rencontrez-vous ?

La manipulation la plus fréquente se manifeste sous la forme d'un comportement très anodin, du genre : « Docteur, je vous appelle parce que mon mari va venir vous voir ce soir pour faire signer sa licence de foot, mais je voudrais que vous lui parliez du tabac parce qu'il fume trop, il boit trop... » Bref, une tierce personne intervient auprès de vous pour que vous fassiez la leçon à celui qui va venir consulter. Dans ces cas-là, j'écoute ce que les gens ont à dire et puis je les relance : « En ce moment, qu'est-ce qui vous inquiète chez lui ?

– Telle et telle chose. »

Et je continue : « Il vous en parle ou pas ?

– Non, il ne veut pas en parler. Et il ne vous en parlera pas à vous non plus, docteur, c'est pour ça que moi je vous en parle... »

Ça ressemble à un dialogue de sourds, mais si le médecin écoute la personne jusqu'au bout, sans porter de jugement et sans donner aucune information, celle-ci finira par conclure : « S'il n'a rien, vous lui direz qu'il n'a rien ? » Et je réponds : « S'il n'a rien, je lui dirai qu'il n'a rien, et si vous le lui demandez, je pense qu'il vous le dira... » Le piège, ici, serait d'établir une sorte de communication parallèle qui parasiterait celle qui s'instaure entre le patient et vous. Il n'y a pas cinquante solutions : il faut prendre chaque interlocuteur en compte *pour lui-même* et écouter ce qu'il a à dire *sans l'utiliser dans une autre relation que celle-ci*. C'est le même principe que celui qui consiste à ne jamais utiliser ce qu'on sait des gens pour les manipuler ou les influencer. Si la femme d'un patient m'a appelé pour me parler de son mari à l'insu de celui-ci, quand le mari s'assoit devant moi je ne lui dirai pas que sa femme a téléphoné et je n'utiliserai pas ce qu'elle m'a dit. Il arrive d'ailleurs que le type, connaissant sa femme, se doute de quelque chose et lâche : « Je suis sûr que ma femme vous a téléphoné...

– Ah bon ? Qu'est-ce qui vous fait penser ça ?

– Je la connais ! Alors, qu'est-ce qu'elle vous a dit ?

– Est-ce que vous voulez que je lui dise ce qui s'est passé pendant cette consultation ?

– Ah, non !

– C'est bien ce que je pensais. Ça tombe bien, parce que je ne peux pas lui répéter ce que vous me dites ; donc, je ne peux pas vous répondre à vous non plus. Mais vous, quand vous rentrerez à la maison, vous pourrez lui raconter ce que vous voudrez ! »

En vous écoutant parler, on se demande quelle est la part de ce que vous avez appris lors de vos études et celle qui vous vient de votre expérience professionnelle. Considérez-vous que vous ayez toujours à apprendre ?

Bien sûr ! Je ne me suis pas fait en un jour. Je suis le produit d'une histoire familiale, d'une histoire personnelle, d'un milieu, etc. Un médecin, ça ne se fait pas tout seul. Je n'étais pas du tout comme aujourd'hui quand j'ai commencé médecine. J'étais beaucoup plus sûr de moi, beaucoup plus arrogant, beaucoup plus agressif avec les autres médecins. Je fonçais dans le tas sans arrêt. Du coup, j'ai dit énormément de bêtises et j'ai pris énormément de claques ! Mais j'ai été élevé par un type qui m'a toujours laissé entendre qu'on a le droit de se tromper et qu'on peut apprendre quelque chose de ses erreurs : on est plus prudent, on devient circonspect, on relativise, on prend son temps. Chaque fois que je me suis trompé, que j'ai pris un coup, je me suis relevé, j'ai fait amende honorable et je me suis efforcé de ne pas répéter la même erreur. Cela m'est arrivé d'être ignoble avec des patients, et quand je m'en suis rendu compte je me suis excusé.

Ignoble ?

Oui, sous le coup de la fatigue, par exemple, il m'est arrivé de me mettre en colère, de dire un truc invraisemblable à un patient. Puis après, je réfléchis trois minutes et je me dis que je suis vraiment un sale type d'avoir dit ça. Ça m'est arrivé plus d'une fois. Maintenant, en vieillissant, j'ai appris à « tourner ma langue sept fois dans la bouche », à préparer intérieurement ce que je vais dire et à sentir que ce n'est pas le moment, ou que ça risque d'être mal pris. Comme je suis spontané, rentre-dedans, j'avais tendance à dire spontanément ce qui me venait à l'esprit, alors qu'il faut apprendre à attendre.

Comment cela se passe-t-il si le patient que vous avez en face de vous est extrêmement antipathique ou qu'il vous déplaît, pour une raison ou pour une autre ?

C'est plus difficile, bien sûr... Un jour, dans un amphithéâtre de première année de médecine où je faisais une conférence, un étudiant m'a posé la question. C'était un jeune beur. Il me lance : « Et si un jour, aux urgences, je reçois un type avec une jambe cassée qui porte des croix gammées partout, qui a tatoué sur son biceps "Mort aux Arabes"... Qu'est-ce que tu ferais, toi, si t'étais à ma place ? » Je réfléchis deux secondes et je lui dis : « Moi, je suis pas beur mais je suis juif, donc c'est un peu pareil. Mettons que je sois beur et que ça se voie. Si ce type aux croix gammées a une jambe cassée, il souffre. Donc je lui dis : « Écoutez, monsieur, si ça vous dérange que ce soit moi qui vous soigne, je vous confie à quelqu'un d'autre. Si ça ne vous dérange pas, je vous soigne. » Un médecin n'est pas fait pour soigner les croix gammées, il est fait pour soigner les gens. Si le type est cassé de partout, je le soigne d'abord. Une fois qu'il est guéri, s'il veut qu'on discute de nos idéologies respectives, on ira le faire dehors...

Mais en parlant d'antipathie, je ne parlais pas d'idéologie...

Non mais ça peut commencer comme ça. Parce que les relations entre médecin et patient naviguent toujours entre l'antipathie, la sympathie, le désir, le dégoût, l'attachement, le rejet. Dans le cadre de mon travail de médecin, je n'ai pas rencontré beaucoup de gens qui me soient immédiatement apparus comme antipathiques. Cela m'est arrivé de trouver que des gens devenaient antipathiques au cours des mois, mais est-ce que c'était dû à eux ou à ma relation avec eux, ou au jugement que je portais sur eux ? Probablement un peu tout cela à la fois... De toute façon, toute personne qui souffre cesse d'être antipathique. Elle cesse d'être antipathique en affichant sa souffrance.

Quand on est face à une personnalité difficile, si on a un peu de bouteille, si on a travaillé sur la relation médecin-patient pendant des années, on est plus détendu, et on essaie des trucs. Par exemple, il m'arrive d'adopter un ton un peu ironique et de voir si le patient s'en rend compte. Quand il est vraiment embarqué dans son monologue, il ne s'en rend pas compte ; mais l'ironie me permettra de supporter son comportement. À quelqu'un qui n'arrête pas de dire : « Ah, là là ! Comme je souffre, comme je souffre, tous les jours je souffre, c'est insupportable, si vous saviez, docteur, ma femme ne veut pas le croire, mais je souffre, je souffre... », je réponds par exemple : « Ah, comme je vous comprends, c'est sûr, souffrir tous les jours, ça doit être fatigant... Vous n'êtes pas fatigué ? » Et lui, il reprend : « Ah, si ! Si vous saviez, je suis fatigué, fatigué... Ma femme ne veut pas voir à quel point je suis fatigué. Si vous saviez, docteur... » Il faut rester modeste et savoir qu'il y a des gens avec qui on n'ira pas très loin, avec qui la relation risque de tourner en rond pendant longtemps. Mais ce ne sont pas les plus nombreux !

Il y a aussi les patients qui ont besoin du rituel de la consultation : quelqu'un vient vous voir régulièrement tous les mois pour une consultation qui va durer peut-être un quart d'heure, au cours de laquelle le patient fait tout dans le même ordre – se déshabiller, enlever ses chaussettes, s'allonger, tendre le bras pour la tension, etc. À la campagne, j'avais plusieurs patients comme ça. Ils venaient tous les mois et il fallait que tout se passe de la même manière, que je leur prescrive toujours le même médicament. Ce qui était thérapeutique, pour eux, c'était la ritualisation de la consultation. Pendant mes premières années d'installation, ces consultations-là, qui me paraissaient très répétitives, me pesaient beaucoup. Jusqu'au moment où, grâce au groupe Balint, j'ai pu comprendre que cette situation était la démonstration exacte de ce que disait Michael Balint : « Le premier médicament du médecin, c'est le médecin lui-même. »

Pouvez-vous m'expliquer qui est Michael Balint et ce qu'est un groupe Balint ?

Michael Balint [1] était un psychiatre et psychanalyste britannique, d'origine hongroise, qui avait fait la réflexion suivante : dans la cure psychanalytique, il y a transfert et contre-transfert – projection des désirs du patient sur l'analyste, et inversement. Mais la cure analytique exclut tout contact physique. Dans la relation médecin-patient, transfert et contre-transfert existent également mais sont totalement noyés et parasités par tous les contacts physiques, et aussi

1. Le document le plus éclairant sur le travail de Michael Balint est son ouvrage *Le Médecin, son malade et la maladie*, Payot.

par le fait que le médecin, surtout le généraliste, habite dans la même ville que le patient, achète son pain à la même boulangerie, emmène ses enfants à la même école et ne soigne pas seulement le patient mais toute sa famille. L'analyste, pour ne pas se laisser submerger par ses sentiments propres à l'égard de l'analysant, en parle à son « contrôle », un autre analyste qui l'aide à faire le tri. Mais qui aide les médecins généralistes à faire le tri dans leurs sentiments ? Alors Balint a instauré une sorte de groupe de parole dans lequel une dizaine de médecins, supervisés par un animateur qui, le plus souvent, est analyste, décrivent les relations difficiles qu'ils ont avec certains de leurs patients. L'un des médecins raconte l'histoire d'une relation, souvent à l'occasion d'une consultation qui a eu lieu quelques heures ou quelques jours auparavant... ou même qui aura lieu le lendemain, auquel cas il commence en disant : « Je dois revoir tel patient demain et je ne sais pas par quel bout le prendre... » Et il se met à expliquer ce qui lui pose problème, qui n'est jamais un problème médical technique, mais un problème relationnel du genre : « Je ne sais pas pourquoi ce patient continue à venir me voir alors qu'il me répète sans arrêt que mes traitements ne le soulagent pas. » Ou bien : « Je dois annoncer à un patient que j'aime beaucoup qu'il a une maladie grave et je ne sais pas comment le faire. » Ou encore : « Telle famille essaie de me convaincre de faire interner leur fille ou leur grand-mère, et je ne veux pas me laisser manipuler... » Le médecin raconte son histoire et ses confrères lui posent des questions, lui font préciser les détails, lui demandent ce qui le gêne, etc. C'est informel, c'est spontané, mais ça n'est jamais agressif ou culpabilisant. Chacun essaie de donner à celui qui raconte des pistes pour l'aider à y voir plus clair. Et, ce faisant, tout le monde apprend à regarder autrement ses relations avec ses propres patients... C'est un travail de longue haleine, mais très gratifiant, très constructif. Pierre Bernachon, l'animateur qui nous a aidés à créer un groupe au Mans, était généraliste et il avait participé aux premiers groupes Balint, avec Michael Balint lui-même et ses collaborateurs. Il disait que pour l'apprentissage de la relation de soin, la participation à un groupe était un travail personnel beaucoup plus approprié qu'une psychothérapie ou une psychanalyse... Et c'est beaucoup moins lourd ! Ceux qui le font participent souvent à un groupe pendant plusieurs années. Les séances de groupe Balint sont mensuelles ou bimensuelles. On s'engage à y aller régulièrement, et si on rate une séance on paie quand même l'animateur qui, lui, est présent à toutes les séances. Ma participation à un groupe Balint a considérablement changé ma pratique. Je suis infiniment moins angoissé aujourd'hui que je ne l'étais il y a vingt ans, lorsque j'ai commencé à exercer. J'ai moins peur de laisser passer des maladies graves, je ne me sens plus coupable à tout bout de champ... On se détend beaucoup en faisant du Balint, et on apprécie beaucoup plus son métier.

Et ça ne fait pas partie de la formation des médecins ?

En Allemagne, si vous voulez être généraliste, la participation à un groupe Balint fait partie de votre formation. Mais pas en France, parce que, en faculté de médecine, tout ce qui est de l'ordre du psycho-affectif est considéré comme non médical...

C'est pour cela qu'il n'y a pas d'enseignement de la psychologie ?

Oui, et même dans les facultés où il y en a – le plus souvent, c'est optionnel –, la psychologie enseignée aux étudiants en médecine est très théorique, très mécanique. Dans un groupe Balint, l'enseignement n'est pas théorique, on nous apprend à repérer dans le comportement des patients ce qui nous met mal à l'aise, et ce qui, dans notre propre comportement, met les patients en difficulté. C'est beaucoup plus utile... On apprend aussi qu'il ne faut pas refuser un geste thérapeutique sous prétexte qu'il est ritualisé. Le simple fait de prendre la tension est un rituel. Tout est ritualisé dans l'exercice de la médecine, parce que tout prend un caractère symbolique. La mère qui donne ses granules d'homéopathie chaque hiver à son enfant pour prévenir ses rhumes respecte un rituel, rassurant pour elle et pour l'enfant. Il n'est donc pas scandaleux que les patients demandent une ritualisation de leurs soins. Quand le médecin l'accepte, le rituel prend une autre dimension, on le supporte beaucoup mieux, et, le jour venu, on peut entendre au cours de la consultation des choses qui n'étaient pas dites avant...

Encore une fois, il faut rester modeste : quand, par exemple, une personne âgée vient consulter de façon extrêmement régulière, en se plaignant des mêmes symptômes, sur le même mode, en demandant le même médicament et en insistant pour que vous n'en changiez pas – ce qui peut paraître paradoxal –, il faut admettre que, ce qu'elle veut, c'est ça : une consultation au cours de laquelle elle se plaint toujours de la même manière et se fait renouveler la prescription de ses médicaments à l'identique. Le jour où cette dame ou ce monsieur ne viendra plus, c'est parce qu'il sera cloué au lit ou parce qu'il sera mort... Évidemment, ce genre de consultation n'est pas spectaculaire, elle ne construit pas une renommée. Mais soigner, cela n'est pas forcément spectaculaire. Sinon, cela voudrait dire qu'il y a des souffrances dignes d'intérêt et d'autres qui ne le sont pas. Et de quel droit le médecin pourrait-il dire qu'une souffrance est plus digne qu'une autre ? Il faudrait enseigner aux soignants que la seule attitude possible consiste à dire : la personne qui vient me consulter et qui souffre mérite qu'on s'occupe d'elle au moment où elle est là. C'est compliqué, parce qu'il y en a d'autres qui attendent derrière, parce qu'il ne faut pas se laisser envahir, parce qu'il faut aussi aider les patients à faire le tri entre ce qui nécessite dix minutes et ce qui nécessite une heure, mais c'est le seul moyen de soigner tout le monde de manière honorable pour le patient et pour le médecin. Je n'avais pas une clientèle énorme quand j'étais médecin généraliste car je prenais toujours mon temps. Or il y a des gens qui n'aiment pas attendre. Il y a aussi des gens qui n'aiment pas qu'on les garde longtemps, qui n'apprécient pas les questions personnelles, qui ne veulent pas qu'on aille au fond des choses, et c'est leur droit. Alors je me suis adapté. Quand le patient veut que ça aille vite – ça se sent tout de suite –, je vais un peu plus vite. Je ne me laisse pas presser, mais je ne pose pas les questions du genre : « Et votre famille, votre travail, vos enfants, comment ça va ? »

Je crois sincèrement que pour la plupart des gens qui voient le médecin régulièrement, quel que soit le problème, ce qui compte c'est de savoir que ces rencontres seront régulières, pas forcément qu'elles seront fréquentes. Je me souviens d'une femme dont le petit, qui avait alors quatre ou cinq ans, avait les oreillons. Je venais de m'installer. Au bout de trois jours, le gamin se met à faire une fièvre de cheval – 39° ou 40° –, comme on le voit généralement avec les oreillons. Cette maladie s'accompagne souvent d'une méningite virale – une inflammation des méninges bénigne qui ne nécessite aucun traitement particulier, sinon de faire baisser la température. Je savais que si je l'hospitalisais, on lui ferait tous les examens – prise de sang, ponction lombaire, etc. – alors qu'il n'avait que les oreillons. Donc pendant presque une semaine, tous les jours, quand la mère m'appelait, très angoissée de voir la fièvre disparaître au matin et remonter le soir, je lui répondais : « Vous lui donnez du paracétamol et de l'aspirine toutes les quatre heures, vous le trempez dans la baignoire, vous l'arrosez, vous lui mettez un tee-shirt mouillé, vous prenez une douche avec lui, mais il n'est pas nécessaire de l'hospitaliser. » Au bout d'une semaine, la fièvre est définitivement tombée et tous les symptômes ont disparu. Mais je me suis alors rendu compte que, pendant près d'une semaine, cette femme avait souffert parce que je l'avais obligée à garder son gamin à la maison. Même si j'avais raison, je lui avais imposé une épreuve dont elle ne voulait pas. Cela l'aurait peut-être rassurée, malgré tout, qu'on hospitalise son fils. Si, aujourd'hui, je me retrouvais dans la même situation, j'appellerais l'interne, je lui dirais que l'enfant fait une méningite ourlienne, qu'il n'est peut-être pas indispensable de lui faire tous les examens, mais que ce serait bien de le garder vingt-quatre heures à l'hôpital pour rassurer tout le monde et puis de le renvoyer à la maison. Je n'ai revu cette femme et son fils que huit ou neuf ans plus tard, il avait treize ou quatorze ans. Il était asthmatique et faisait une crise carabinée. Je lui administre ce qu'il faut et j'attends qu'il soit soulagé. Au bout de vingt minutes, il va mieux. Elle me demande alors : « Est-ce que je peux le ramener à la maison ?

– Oui, à présent, il va reprendre son traitement habituel et ça va aller.

– J'avais peur que vous me disiez de l'hospitaliser...

– Si je n'avais pas réussi à le soulager, je vous aurais peut-être dit de le faire, effectivement. » Une attaque d'asthme – je veux parler d'une crise qui n'est pas soulagée par les traitements habituels –, ça ne rigole pas. Quand la mère est sur le point de sortir, elle me dit : « Docteur, merci de m'avoir ouvert votre porte. » Et je lui réponds machinalement : « Mais elle n'a jamais été fermée. » Depuis le début de la consultation, je sentais en effet qu'elle avait peur que je lui reproche de n'être jamais revenue avec son fils. Mais non seulement je n'avais pas de jugement à porter sur le fait qu'elle n'était pas revenue après les oreillons de son fils mais, en plus, je savais que j'avais commis une erreur et qu'elle était en droit de me le signifier en ne revenant pas. Si elle est revenue me voir des années plus tard, c'est parce que sa confiance n'était pas abolie ; parce que, malgré ce que je lui avais imposé, j'avais soigné son enfant, huit ans plus tôt... Revenir me voir, c'était une grande marque de confiance. Lorsqu'on commet une erreur, il importe de la reconnaître. La difficulté, ce n'est pas de la reconnaître, mais de déterminer les causes de cette erreur. Et d'éviter de s'enfermer dans un sentiment de culpabilité stérile et pervers.

Vous arrivez à reconnaître vos erreurs devant vos patients ?

Bien sûr, et ça me paraît indispensable. Sans forcément le dire, on peut le signifier clairement. Un jour, j'ai dit au téléphone une chose inacceptable à une de mes patientes. Juste après, j'ai pensé : « Comment as-tu pu lui dire une chose pareille ? » J'étais fatigué, énervé, j'avais des problèmes de couple, mes enfants étaient excités, elle avait téléphoné juste au moment où il ne fallait pas... Évidemment, elle n'est pas revenue me voir. C'était une femme âgée. Un jour, je la vois dans la salle d'attente, elle avait accompagné une de ses voisines. J'ai reçu la dame et, lorsque je l'ai fait sortir, j'ai demandé à mon ancienne patiente de bien vouloir entrer. Dès que j'ai eu fermé la porte, je lui ai dit : « Ce que je vous ai dit l'autre jour était inacceptable, je le regrette et je tenais à vous présenter mes excuses. » À ce moment-là elle a pu m'avouer ce qu'elle avait sur le cœur, qu'effectivement elle n'avait jamais été traitée comme ça auparavant, et qu'elle n'avait pas compris ce qui m'avait pris. Je ne me suis pas justifié, je lui ai simplement présenté mes excuses, et elle les a acceptées. Quelques semaines plus tard, elle est revenue me voir. Elle aurait pu aller consulter un autre médecin, mais elle est revenue. J'ai eu la chance qu'elle soit plus intelligente que moi...

Pendant les études de médecine, on éduque des jeunes gens dont la personnalité n'est pas encore achevée, qui ne sont pas sûrs d'eux, qui n'ont pas encore de convictions très établies et on leur dit : « Vous êtes l'élite, vous devez être les meilleurs, vous *ne pouvez pas* faire d'erreurs et si vous faites des erreurs, c'est que vous êtes mauvais, autant changer de métier. » Cette injonction paradoxale – « Soyez les meilleurs ! » – produit une angoisse permanente et des comportements pervers dont on ne peut pas sortir sauf quand on parvient à être extrêmement bien dans sa peau. Je me souviens de deux ou trois patients, morts dans le service où j'étais interne après que j'ai modifié leur traitement de mon propre chef ou, au contraire, omis de le modifier. Je me suis senti épouvantablement coupable et je me suis dit : « C'est ma faute, je suis un assassin. » Heureusement pour moi, j'avais pour médecin-chef Michel Dugay, un homme profondément bon et intègre. Il m'a rappelé ce que, tout préoccupé par ma culpabilité, j'avais complètement oublié : les patients en question étaient déjà très mal en point. Dans ces cas-là, on fait du mieux qu'on peut mais il arrive régulièrement que les gens meurent quoi qu'on fasse... Si j'étais tombé sur un chef de service pervers, il aurait pu me culpabiliser davantage rien qu'avec des sous-entendus du genre : « Ah, vous lui avez donné ça... Manifestement, ça ne lui a pas réussi... » J'ai souvent entendu des chefs de clinique ou des patrons dire ça à leurs internes, quand je n'étais qu'un étudiant. C'est révoltant, et je ne suis pas sûr que ça n'arrive plus jamais... Je pense que les étudiants sont encore tous soumis à ce type d'idéologie, même si elle est moins flagrante. Elle perdure. Elle est très difficile à balayer car le système, la hiérarchie, les luttes de pouvoir sont encore là. Aujourd'hui en France, d'une façon générale – il y a beaucoup de variantes individuelles –, la formation médicale n'enseigne pas à reconnaître ses erreurs, et n'enseigne pas non plus à les intégrer à son apprentissage sans en garder une culpabilité maladive. Encore une fois, un médecin n'est pas un robot. C'est un être humain. Il fait du mieux qu'il peut. Ce qui peut le rendre monstrueux, c'est d'agir comme s'il était un être supérieur, ou comme s'il devait faire semblant de l'être. Aucun médecin ne peut être spécialiste de tout. Il y a un équilibre à trouver. Le soin, cela consiste à dire : « À moi seul, je ne peux pas tout soigner, je ne peux pas tout guérir, je ne peux pas tout prendre en charge. Mais je sais sur qui je peux m'appuyer, parce que je communique très bien avec mes confrères ou avec les gens qui travaillent dans le même domaine, je peux vous envoyer à quelqu'un qui sait. Et je peux aussi continuer à vous soutenir et à m'occuper de vous au jour le jour. » Par exemple, un patient est venu me voir un jour car il avait mal au cou. J'ai cherché longtemps ce qu'il avait, sans trouver, et sans parvenir à le soulager. Il a su par la suite, en consultant un autre médecin, qu'il avait en réalité un cancer de la langue. Je n'ai pas su le soigner. En outre, ce n'était pas quelqu'un avec qui il était facile de communiquer. Je ne dis pas que cela venait de lui, cela venait de nous deux. Je pense que le diagnostic a dû être fait par quelqu'un avec qui il communiquait mieux. Il était étonné que je ne trouve pas, mais il ne m'en voulait pas. On cherchait ensemble. Mais on ne trouvait pas. Alors il a choisi de consulter ailleurs. J'aurais dû le lui proposer. J'aurais dû me dire : « Si tu ne comprends pas, c'est que tu te trompes. » Mais c'est très difficile de chercher la petite bête chez des gens qui ont l'air en pleine forme. On n'a pas envie de leur casser les pieds avec des examens inutiles et on n'a pas non plus très envie de leur trouver une maladie... Quand j'étais étudiant, j'avais une amie que j'aimais beaucoup. J'aimais aussi beaucoup ses parents. Un jour, elle m'a dit que son père avait quelque chose sur la langue et elle avait peur que ce soit un cancer. À l'époque, je commençais médecine. Je me suis moqué d'elle en disant qu'un cancer de la langue, c'est très rare, qu'elle se faisait des idées... Quelques années plus tard, quelqu'un m'a dit que le père de cette amie était mort, d'un cancer de la langue. Alors, parfois, je me dis – c'est peut-être totalement fantasmatique, mais je me le dis quand même – que dix ou quinze ans plus tard, pour ce patient, je n'ai peut-être pas *voulu* penser qu'il avait un cancer de la langue. Parfois, quand on sent confusément que ça peut être grave, on tourne la tête de l'autre côté...

5

Le pouvoir des émotions, l'émotion du pouvoir

SENTIMENTS ET INTUITIONS – FIXER DES LIMITES – LE MÉDECIN DÉPENDANT DU PATIENT – COMMENT LE MÉDECIN SE PROTÈGE – DIRE OU NE PAS DIRE

Comment un médecin fait-il face à ses propres émotions et sentiments par rapport au patient, en particulier lorsque celui-ci souffre d'une maladie grave ?

En médecine générale, le plus souvent, la confrontation est progressive. Il s'agit habituellement de personnes qu'on connaît, avec lesquelles il existe des liens...

Ce qui signifie qu'il y a déjà une dimension affective...

Oui, lorsque le médecin n'est pas fermé à ce genre de liens. Les études de médecine incitent les futurs soignants à observer « objectivement » les patients. Le médecin doit repérer uniquement ce qui est d'ordre médical. D'où la séparation entre signe et symptôme : le signe, c'est ce que le médecin observe sur le patient ; le symptôme, c'est ce que le patient lui raconte, qui véhicule sa subjectivité et qui influe aussi sur celle du médecin, car la subjectivité du patient imprègne le symptôme et, inévitablement, elle fait écho dans celle du médecin. Le non-sens, c'est qu'on apprend aux médecins à décrypter les symptômes comme s'ils étaient objectifs. Un exemple tout simple : un patient dit : « J'ai une douleur à la poitrine, et ça me chauffe. » Le mot « chauffe » ne relève pas de la terminologie médicale. Donc le médecin va essayer de préciser en demandant : « Vous voulez dire que *ça serre* ?

– Non, docteur, ça me *chauffe...* »

La première réaction du jeune médecin est de se dire : « Ce patient ne comprend pas ce que je lui demande. » Alors qu'en réalité, c'est le contraire : le médecin *ne comprend pas ce que la personne veut dire.* On apprend aux étudiants à faire correspondre la description des symptômes par les patients à une description « officielle », répertoriée, non à s'intéresser *au sens du symptôme pour le patient.* J'ai été formé par un homme qui attachait beaucoup d'importance aux descriptions des symptômes par le patient et aux associations d'idées qu'elles suscitaient chez lui. Il avait une attitude presque psychanalytique par rapport aux symptômes. Pour lui, cela fonctionnait beaucoup par association d'idées, c'est-à-dire que tel symptôme évoquait immédiatement telle chose. En procédant ainsi, il suggérait qu'on peut stocker dans sa mémoire des associations non pas objectives mais *intuitives*. La médecine française ne tolère pas ce genre de fonctionnement. Tout ce qui n'est pas décrit par le titulaire d'une chaire de faculté n'est pas sérieux. Donc tout ce que vous pouvez observer vous-même n'est pas sérieux non plus – c'est aussi caricatural que cela. Et je ne parle pas de recherche médicale, mais simplement du travail quotidien de la consultation !

Si les médecins français sont si fermés aux sentiments et aux intuitions, c'est parce que les sentiments sont traités comme des éléments parasites, quelque chose qui gêne l'image. Bien sûr, il est indispensable que le médecin analyse les choses selon une méthodologie médicale. Quand on est en face de quelqu'un qui se plaint d'une douleur à la poitrine, on est obligé de mettre en œuvre sa compétence pour faire la différence entre un infarctus et une attaque de panique ou une douleur intercostale.

Il ne faut pas que les sentiments prennent le pas sur l'aspect médical...

Exactement. Voici, par exemple, une situation très fréquente. Je suis appelé par un homme qui me dit au téléphone : « J'ai mal dans la poitrine, je me sens oppressé. » Si j'écoute ma terminologie médicale, dans la voiture, je pense : « Il fait peut-être un infarctus, une crise d'angine de poitrine, une embolie pulmonaire. » Quand j'arrive, je vois un homme de trente ans qui se tient le côté gauche. Je sais déjà qu'il n'a probablement rien de tout ça. Son cœur bat un peu rapidement mais régulièrement, il a une tension normale, et il n'a pas d'autres symptômes évocateurs. Je comprends rapidement que c'est une crise d'angoisse, et je peux entendre son angoisse sans me laisser gagner par sa crainte de la crise cardiaque. Autrement dit : je prends son angoisse en compte, sans me laisser gagner par elle. Autre cas, très similaire : on m'appelle pour aller voir un homme assez âgé, qui n'a pas pu se lever, lui aussi à cause d'une douleur dans la poitrine. Il se sent très oppressé, il transpire, il est très angoissé, il a la tête qui tourne. Mais il ne souffre pas beaucoup, il est surtout gêné par l'oppression. Et il me dit : « J'ai fait un cauchemar, j'ai eu peur de mourir. Si ça se trouve, c'est une crise d'angoisse. » J'écoute son cœur, qui bat très lentement. Je pense : un vieux monsieur angoissé et oppressé dont le cœur est lent, ce n'est pas naturel. Je l'expédie à l'hôpital après lui avoir administré de l'atropine pour lever son malaise. Quand il arrive à l'hôpital, son angoisse et son vertige se sont atténués, mais il a mal à la poitrine. Il faisait un infarctus...

Et voici une troisième histoire, que j'ai entendu raconter de la bouche de Françoise Dolto. Un homme qu'elle a soigné lorsqu'il était enfant demande à la voir en consultation. Elle répond qu'elle ne suit pas les adultes. Mais il insiste, et elle accepte de le recevoir.

Quand il entre, il est très essoufflé et il dit qu'il est extrêmement angoissé, probablement à cause d'une réactivation des problèmes qu'il a eus lorsqu'il était enfant. Dolto l'écoute, mais au bout d'une demi-heure elle lui dit : « Je crois que vous devriez consulter un cardiologue. Ça fait une demi-heure que vous me parlez, votre angoisse s'est atténuée, mais vous continuez à être essoufflé, et vos pieds sont gonflés... » Il est allé voir un cardiologue : il avait une insuffisance cardiaque. Il avait interprété son essoufflement comme étant un signe d'angoisse, alors que son cœur était malade... Avant de devenir psychanalyste, Françoise Dolto était médecin, car à son époque seuls les médecins avaient la possibilité de se former à la psychanalyse.

Ces trois histoires résument mon propos : on peut très bien entendre l'angoisse des gens, la prendre en compte, sans pour autant cesser d'être médecin. Quand on utilise les deux registres – l'objectif et l'affectif –, cela permet toujours d'y voir plus clair.

Est-ce que ça vous arrive d'être perturbé face à l'émotion violente d'un patient ?

Bien sûr ! Très souvent même. D'autant plus souvent qu'on connaît bien le patient et qu'on a de la sympathie pour lui. Quand on est très jeune et qu'on n'a pas l'habitude, c'est vraiment très fréquent.

Vous voulez dire que plus le médecin acquiert de l'expérience, moins cela lui arrive ?

C'est-à-dire qu'à mesure qu'on avance, on est moins tenté de prendre complètement les gens en charge, parce qu'on comprend que ce n'est pas ce qu'ils demandent. Je me souviens, au début de mon installation, que des patientes me parlaient de tout ce que leurs maris « leur faisaient ». Moi, bien sûr, je prenais fait et cause pour elles, je me mettais en colère, je leur disais : « Il ne faut pas vous laisser faire » et parfois aussi : « Envoyez-le-moi, je vais arranger ça ! » C'était tout à fait inapproprié, évidemment ! Heureusement, aucune de ces patientes ne m'a pris au mot ! Quand je proposais de rencontrer leurs maris pour « leur parler », elles ne voulaient surtout pas que je m'en mêle. Ce qu'elles souhaitaient, c'était tout simplement que *je les écoute* !

Il y a des médecins qui ne s'exposent jamais aux émotions de leurs patients, qui y coupent court tout de suite, et les gens savent qu'ils ne pourront rien exprimer. Il y en a d'autres, au contraire, qui s'exposent ouvertement aux émotions de leurs patients et qui attirent les personnes les plus revendicatives, les plus débordantes, et sont constamment dépassés. La difficulté est donc de trouver son équilibre entre les deux. Dans le groupe Balint auquel j'ai participé pendant longtemps, l'un d'entre nous parlait régulièrement des patients qui venaient le voir et qui avaient toujours des histoires familiales à rallonge, des misères personnelles épouvantables, ce qu'on appelle des « syndromes de destinée » comme on en voit dans certaines familles qui ne cessent de traverser les pires situations et semblent les transmettre à leurs enfants, de génération en génération. Nous avions tous rencontré un ou deux patients comme ça, mais lui les collectionnait. C'était intéressant de voir évoluer au fil des années les réactions des uns et des autres par rapport à ce genre de situation, et comment, lui comme nous, nous arrivions à repérer ces débordements, à nous en affranchir peu à peu, à voir à quel moment nous avions fait une erreur d'appréciation, où nous nous étions trop impliqués, ou laissé piéger par les sentiments au point de proposer des traitements ou des attitudes qui n'étaient, finalement, pas du tout appropriés. Tant que le médecin ne s'interroge pas sur les émotions que provoquent les patients chez lui, il reproduit des situations désagréables dont il ignore qu'il les suscite ! Chaque médecin, par son comportement, par son mode de travail, attire certains types de patients et suscite tel ou tel type de demande ; et, évidemment, il s'expose à tel ou tel type de réactions.

Est-ce que, parfois, vous en faites « trop » ?

Pendant de nombreuses années, avant que la pratique du Balint ne m'ait éclairé sur mes comportements, j'ai fait fuir des tas de patients parce que j'étais en effet trop intrusif, je voyais du psychologique partout, je leur faisais raconter leur vie en détail même quand cela n'avait aucun intérêt pour leur problème. Le médecin peut être aussi mauvais soignant en écoutant trop les gens qu'en négligeant ce qu'ils disent... Soit il repousse les patients parce qu'il a peur d'être confronté avec eux à une situation qui l'angoisse ou le met mal à l'aise, soit, au contraire, il essaie de la prendre à bras-le-corps parce qu'il veut la résoudre pour lui-même et non pour ses malades. Dans les deux cas, c'est assez catastrophique. J'ai souvent entendu parler de médecins qui ne voulaient rien entendre aux problèmes personnels de leurs patientes, mais j'ai aussi entendu certaines patientes se plaindre de médecins qui, quand elles parlaient de leurs problèmes conjugaux, renchérissaient en leur confiant les leurs ! Il y a beaucoup de médecins qui s'imaginent aider leurs patients en leur donnant des conseils fondés sur leur propre expérience.

Quelles limites le médecin doit-il fixer dans sa relation avec le patient ?

Je crois que les médecins peuvent fixer des limites précises lorsque eux-mêmes se sont construits comme soignants, mais aussi comme individus en dehors du soin, en dehors de la médecine. Les médecins qui, autour de moi, m'apparaissent comme de bons soignants sont tous des gens qui ont d'autres objets d'intérêt et d'investissement personnel que la médecine : la lecture, la musique, le sport... Cela dit, la vie a bien sûr ses aléas. Certains médecins peuvent être excellents une année, et très mauvais l'année suivante. En tout cas, les médecins dont la vie personnelle n'est pas épanouie, qui passent leur vie à l'hôpital, qui ne rentrent jamais chez eux, qui ont une vie de famille réduite au strict minimum, ces médecins-là, tôt ou tard, deviendront de mauvais soignants. Ces praticiens sont souvent les plus exigeants, les moins compréhensifs avec les autres. Je crois qu'un médecin hospitalier – un patron ou un attaché – qui ne sait pas partir de l'hôpital devrait se poser des questions.

L'autre jour, je suis allé apprendre à poser des implants contraceptifs avec mes confrères gynécologues obstétriciens de la maternité qui sont tous des types d'à peu près mon âge, qui se sont retrouvés dans cet hôpital par affinité, qui sont contents d'être ensemble. Ce sont de bons médecins, ils ont une attitude extrêmement constructive vis-à-vis de tout le monde ; l'un fait du bateau, l'autre, de la course à pied, le troisième, du kayak avec ses enfants... Ils ont une vie privée et c'est aussi ce qui fait d'eux de bons médecins. Mais sont-ils typiques de la profession ? Je ne crois pas.

Vous voulez dire que, d'une certaine façon, beaucoup de médecins sont dépendants des patients ?

Je crois en effet que c'est souvent le cas ! La plupart des gens, quand ils sortent de chez le médecin, l'oublient très vite, parce que leur vie reprend le dessus, quoi que le médecin ait dit. Et c'est heureux. Le médecin, lui, dépend beaucoup des patients : s'il n'en a pas, il se fait du souci, se demande s'il est bon à quelque chose – et il ne gagne pas sa vie ; et quand il en a, il est toujours très inquiet de savoir ce qu'ils pensent de lui. Être médecin, c'est un travail très narcissique. On se dit : « Je suis un bon médecin parce que beaucoup de gens viennent me voir, parce qu'ils pensent que je vais les sauver » ou, au contraire : « Tiens, tel patient ne vient plus me voir. J'ai dû rater quelque chose, le vexer, le décevoir... » D'un autre côté, la vision que les gens ont du médecin est souvent très archaïque, teintée de désir de magie. C'est la raison pour laquelle ils se tournent vers les médecines dites « parallèles ». Et celles-ci sont agressées par la médecine « officielle ». Il y a tellement de souffrances d'origine psycho-affective que si les gens veulent aller consulter un ostéopathe, je considère que c'est leur droit. C'est la relation qui s'établit avec le soignant qui compte – qu'il soit ostéopathe ou généraliste – et non l'étiquette du soignant.

Que se passe-t-il quand vous avez en face de vous un patient condamné ?

Ça me fait de la peine, bien sûr. Ça me bouleverse. Mais je ne pense pas au fait qu'il est condamné. Cela voudrait dire que je n'ai plus envie de m'occuper de lui. Les patients en phase terminale que j'ai suivis quand j'étais généraliste étaient souvent ceux dont j'avais le plus envie de m'occuper. Quand je vois en consultation un patient « condamné », c'est lui qui a besoin de soutien, pas moi. Le soutien dont j'ai besoin, je le chercherai dans ma famille, chez mes amis. Je me souviens d'un patient qui souffrait d'un cancer du larynx, avec des métastases partout. Il était d'un courage invraisemblable : il tenait à ce que sa femme l'amène à mon cabinet, alors que j'aurais très bien pu aller le voir. J'insistais, mais il ne voulait rien savoir, et je culpabilisais de le faire venir. Jusqu'au moment où sa femme m'a confié : « Je comprends pourquoi il veut venir. Il pense que le jour où il ne pourra plus venir vous voir, c'est qu'il sera sur le point de mourir. » Alors je n'ai plus rien dit. Tant qu'il a pu venir me voir, je l'ai accueilli et je ne l'ai pas materné en lui demandant si ce n'était pas trop dur de venir jusqu'à moi. Cela aurait été humiliant pour lui. Le simple fait d'accepter qu'il vienne, c'était important à ses yeux. Dans la salle d'attente, il croisait des gens qu'il connaissait. C'était une manière de leur dire : « Je suis malade, mais je suis vivant. » Il me bouleversait, cet homme... Mais ça ne m'empêchait pas de le soigner.

On a l'impression que certains médecins sont très durs dans ce genre de situation. En avez-vous conscience ?

Oui, beaucoup opposent un certain déni à la maladie... C'est une protection, qui est liée à la fois à leur personnalité propre et à la manière dont ils ont été conditionnés par leur formation. Lorsque le conditionnement s'est opéré sur une personnalité fragile, hypersensible, inachevée, la carapace sera d'autant plus solide, l'armure impénétrable.

Les médecins hospitaliers ne sont-ils pas plus durs que les médecins de ville ?

Parmi les médecins qui restent à l'hôpital toute leur vie, les pires sont ceux qui restent parce qu'ils veulent le pouvoir ou parce qu'ils y sont protégés. Un généraliste, lorsqu'il fait une visite, va chez les gens. Ces gens lui ouvrent leur porte et, une fois à l'intérieur, il voit l'homme, la femme, les enfants, ces gens lui parlent. À l'hôpital, c'est plus simple, le médecin est sur son territoire. Il entre, il peut regarder la feuille sans regarder le patient, il peut parler à l'infirmière ou à l'interne sans parler au patient, et, si ça lui chante, il peut sortir. Il peut même faire en sorte de ne pas entendre les questions qu'on lui pose. Beaucoup de médecins hospitaliers sont très froids, très distants, et la structure hospitalière convient à leur personnalité parce qu'ils sont en position d'autorité et peuvent éviter l'affrontement direct...

Est-ce que, dans certains cas, vous sentez qu'il vaut mieux ne pas dire à un patient ce qu'il a ?

Non, je ne vois pas de situations dans lesquelles il ne *faut* pas révéler la nature de la maladie au patient. Même quand, par exemple, le médecin découvre un nodule probablement cancéreux dans la prostate d'un vieux monsieur de quatre-vingt-cinq ans, je pense qu'il doit le lui dire. Mais il doit aussi lui préciser qu'à son âge les cancers de la prostate très limités sont fréquents et qu'il a dix fois le temps de mourir de sa belle mort et que, tant qu'il n'est pas gêné, il va le laisser tranquille. C'est important de lui dire ce qu'il a, parce que si, pour une raison ou pour une autre, il se met à avoir des troubles urinaires et qu'on doive intervenir, il faut qu'il puisse être en mesure de choisir entre les différentes possibilités thérapeutiques. On en revient toujours au même problème : quand on ne sait pas, on ne peut pas prendre de décision...

Pourquoi devrait-on taire la vérité aux gens qui ont une maladie grave mais qui ont encore plusieurs mois ou plusieurs années devant eux ? Quelqu'un qui montre les premiers signes d'un Alzheimer doit être mis sous traitement le plus vite possible. Et s'il n'a que des trous de mémoire, il pourra, s'il en a envie, dire aux siens les choses qu'il n'avait jamais pu dire, ou faire les choses qu'il ne pourra plus faire dans un an. En mentant ou en se taisant, on prive le patient non seulement de la vérité mais aussi du temps.

Il ne viendrait jamais à l'idée d'un médecin de ne pas dire la vérité à un patient séropositif, parce que le VIH est contagieux et qu'il ne faut pas qu'il contamine ses partenaires. Il y a quinze ans, c'était déjà le cas et, à l'époque, quand on avait le sida, on était sûr de mourir. Est-ce que les gens qui apprennent qu'ils sont séropositifs se suicident ? Non, aucune étude ne le montre. Donc le fait de savoir qu'on a une maladie grave ne provoque pas de suicides en chaîne. Alors prétendre qu'il ne faut pas annoncer au patient qu'il est atteint d'une maladie grave parce qu'il sera désespéré, c'est faire preuve d'hypocrisie, c'est mentir ! Les patients atteints de sida et les séropositifs nous l'ont montré, mais les médecins français continuent à mentir aux cancéreux... Le jour où le patient demande une explication, on lui raconte des bobards et on prévient la famille. C'est bien un mensonge, pas simplement une omission.

Qu'est-ce qui se passe avec la famille ? Est-elle libre de le dire ou de ne pas le dire ?

La famille n'est jamais en position de dire ou de ne pas dire la vérité. La famille est *mise* en position de la cacher. À partir du moment où les médecins laissent entendre *qu'il ne faut pas* dire la vérité à quelqu'un qui a une maladie grave, que voulez-vous que la famille fasse ? Elle est coincée ! En laissant entendre que la vérité est terrible, on suggère que le mensonge l'est moins. C'est scandaleux de manipuler les familles comme ça. Les médecins ont la vanité de croire qu'ils savent, mieux que le patient, ce qui est bon pour lui. Une fois encore, cela découle de la structure féodale de la société française : celui qui dispose d'un statut meilleur que le vôtre sait ce qui est bon pour vous. Beaucoup de médecins se complaisent là-dedans et ne se remettent jamais en question.

Il n'y a pas très longtemps, je suis allé parler devant un groupe de généralistes en formation continue. Je leur ai dit : « Médecins généralistes, levez-vous ! J'en ai assez d'entendre les spécialistes hospitaliers dire : "Les généralistes sont nuls !" » *Qui forme les généralistes, sinon les spécialistes hospitaliers ?* Qui détient les chaires d'enseignement en faculté de médecine ? Les spécialistes ! Très peu de médecins généralistes sont intégrés à l'enseignement. Il doit y avoir quatre malheureuses chaires de médecine générale en France. Alors que, dans les facultés, l'enseignement devrait être commun à tous les médecins et mené par les généralistes en proportion des généralistes qui seront formés. Ce n'est pas le cas. Les généralistes ont une expérience qui n'est pas celle des hospitaliers et les généralistes de province ont une expérience qui n'est pas celle des spécialistes hospitaliers universitaires de Paris, Marseille et Lyon. J'aimerais bien voir un interniste de la Salpêtrière faire mes consultations à mon cabinet de Joué-l'Abbé !

Les médecins qui portent ainsi un regard critique sont-ils nombreux ?

Les médecins qui portent un regard critique sur l'institution médicale sont souvent engagés dans un combat social. Cela peut être la lutte autour du sida, de la contraception ou de l'IVG, Médecins du monde ou Amnesty International. Au cours des années 1980, je participais à la première et – à ce jour encore – seule revue critique sur le médicament, *Prescrire*. C'est une revue sans publicité, extrêmement incisive envers les laboratoires. À l'époque, elle consacrait ses dix dernières pages au vécu des médecins, à leurs sentiments, à leurs interrogations. Je me suis longtemps occupé de ces dernières pages. Mes premiers textes critiques ont été publiés là, au milieu de contributions venues de médecins, de pharmaciens et parfois de patients de la France entière.

Il est vrai que les médecins n'ont pas de miroir pour leur renvoyer une image ou pour les faire réfléchir sur la façon dont ils pratiquent leur métier. Ils n'ont que leurs patients...

Oui, mais le patient est dans une position de soumission et, souvent, il est considéré comme un ennemi. La profession médicale a toujours été une profession de notables – même si les généralistes sont prolétarisés, aujourd'hui, beaucoup de spécialistes hospitaliers des CHU restent proches du pouvoir... Un exemple très typique : en 2000, la couverture d'un bulletin du conseil national de l'ordre portait le slogan suivant : « Sécurité sociale, exigences des patients : les médecins pris entre deux feux. » Cela veut-il dire que la Sécurité sociale et les patients sont les ennemis des médecins ? Personnellement, je n'ai jamais perçu la Sécurité sociale comme une ennemie : c'est elle qui, en permettant aux patients de consulter, me permet de gagner ma vie.

Est-ce que vous avez l'impression, parfois, d'aller trop loin ?

On est persuadé, en devenant médecin, qu'on pourra rendre service aux gens mieux que les autres. Si moi-même je n'en étais pas persuadé, je ne pourrais pas faire ce métier. Parfois, en effet, je me rends compte que cette certitude-là – même si j'essaie de la tempérer par des doutes assumés – me conduit à dépasser les limites, à m'insérer trop avant dans la vie des gens, à tenter de prendre une part plus importante que je ne le devrais. J'ai vu un jour débarquer dans mon cabinet une femme accompagnée de sa fille. « Ses profs se plaignent qu'elle est trop lente », me lance-t-elle. Sa fille avait manifestement un comportement très particulier : c'était une enfant d'une intelligence remarquable, mais on aurait dit que cette intelligence avait... des freins. Elle parlait de manière excessivement recherchée, mais très lentement, de sorte que ce langage qui aurait pu être étonnant et brillant par son contenu devenait pénible à entendre. Elle se perdait en digressions, elle pensait à des tas de choses en même temps, mais elle était tout le temps arrêtée par cette lenteur... C'était infernal. Son problème n'était pas neurologique ou médical, mais psycho-affectif – familial, probablement. J'ai proposé à cette femme de revenir en discuter avec moi, pour savoir ce qu'elle éprouvait. J'avais mon idée derrière la tête : je pensais qu'il se passait quelque chose entre cette femme et son enfant. Elle est venue deux ou trois fois et elle m'a parlé longtemps. La quatrième fois, elle a fini par me raconter quelque chose de très personnel et d'extrêmement douloureux, qu'elle avait toujours caché. Elle avait été élevée avec une sœur handicapée profonde, dont la vie était réduite à l'état végétatif, dans un lit ; visiblement, elle avait été considérée comme secondaire par rapport à cette sœur plus âgée. On lui avait imposé des choses difficiles, comme de devoir garder sa sœur quand elle avait quinze ans, alors qu'elle aurait certainement préféré sortir avec ses amis, échapper à cette atmosphère lourde. En m'expliquant cela, elle a fondu en larmes, alors qu'elle s'exprimait toujours dans un registre très intellectuel, très froid. Huit jours après, elle m'a téléphoné pour me prévenir qu'elle ne viendrait plus me consulter. Je sais que je suis allé trop loin et je l'ai probablement fait parce que je me doutais qu'elle avait quelque chose à dire. Mais au lieu de la laisser venir, je l'ai en quelque sorte acculée à parler de cette chose intime. Je regrette. J'avais peut-être trop envie de savoir ce qu'elle avait enfermé dans son placard alors qu'elle ne m'avait pas proposé d'y entrer. Il y a des moments où on en fait trop...

Vous pensiez plus à vous qu'à elle ?

Oui, je privilégiais ma propre curiosité. Ses squelettes dans le placard faisaient sans doute écho aux miens... Et je m'illusionnais sur ma toute-puissance en osant croire que si j'arrivais à lui faire dire ce qu'elle avait sur le cœur, sa fille irait mieux. Ce qui n'était pas vrai. Cela n'est jamais aussi simple que ça. Cela ne marche pas lorsque le médecin l'a *décidé* mais lorsque la personne *choisit librement* de dire ce qu'elle a à dire, sans contraintes, au moment qui lui convient et en sachant que ça ne l'engage à rien. Mais ce genre de circonstances est à la fois miraculeux et impossible à anticiper. Cela dépend aussi de la relation qui existe à ce moment-là entre l'interlocuteur et la personne qui souffre. J'ai toujours aimé que les gens me racontent leurs histoires. C'est la narration elle-même qui me transporte. Mais je crois que, à une certaine époque, j'étais avide d'histoires, avide de ces émotions intenses qu'il pouvait y avoir dans les histoires. J'avais donc tendance à les rechercher et même à les provoquer. Et je pense aujourd'hui que cela n'est pas pertinent, pas utile et pas correct. On ne doit pas se positionner en inquisiteur, ce n'est pas une attitude de soignant. Les gens vous présentent leur histoire pour que vous les aidiez, pas pour que vous les manipuliez. J'ai appris à ne pas insister, à laisser venir. J'ai appris que, parfois, ça ne vient pas tout de suite, et que pour certaines personnes ça ne vient jamais, mais qu'il faut s'occuper d'elles tout de même.

6

Le patient, son corps, sa famille et le placebo

AUSCULTATION ET DIALOGUE – LE MÉDECIN DANS LE RÔLE DU MÉDIATEUR – VIOLENCE, DROGUE... QUE FAIT LE MÉDECIN ? – LE SECRET MÉDICAL (2) – CHANGER LES MÉDECINS – LES IDÉES FIXES – L'EFFET PLACEBO – QUAND LE TRAITEMENT NE MARCHE PAS

Est-ce que vous examinez systématiquement vos patients ?

Non, tout dépend de leur motif de consultation. Je pense que la partie la plus importante de la consultation, c'est l'entretien. Très souvent, les gens subodorent et laissent entendre ce qu'ils ont – en tout cas, ce qui les préoccupe. Donc quand je les examine, c'est pour confirmer ce que j'ai cru deviner, pour examiner quelque chose qui ne peut pas être décrit, ou pour au contraire montrer que ce que le patient redoute n'est pas là. Mais l'examen clinique est un outil ; la conversation est déterminante, elle va guider l'examen clinique et vous apprendre à voir ce qui n'est pas décelable.

Si quelqu'un vient me voir pour quelque chose de manifestement corporel, je l'examine entièrement et soigneusement. Mais régulièrement, les gens viennent pour des motifs qui ne sont pas apparents. Par exemple, la migraine est une maladie bénigne, mais fréquente. Souvent, les médecins n'en font pas le diagnostic parce qu'ils rangent ça sous la rubrique « mal de tête », et prescrivent le premier antidouleur venu. Alors que cela nécessite bien autre chose. Le syndrome prémenstruel – les douleurs du ventre ou des seins que beaucoup de femmes ont avant leurs règles – n'est pas visible non plus. On en fait le diagnostic en parlant avec les gens. Beaucoup de cancers, également, ne sont pas « palpables », mais on peut y penser à la manière dont le patient parle de ses symptômes... Les gens viennent aussi beaucoup pour ajuster les traitements, pour parler des effets secondaires, etc. Ce n'est donc pas toujours *indispensable* de les examiner.

Il y a tout de même des choses qu'on ne découvre qu'à l'examen ?

Oui, si on examine les gens pour la première fois. Mais quand vous les avez vus la semaine précédente, s'ils n'ont pas de nouveau symptôme, quel intérêt ? D'autre part, un examen clinique, ça se prépare. Il y a des précautions à prendre et la moindre des politesses consiste à expliquer au patient à quoi va servir l'examen clinique, ce qu'il va nous apprendre.

Certaines personnes éprouvent des réticences à se laisser examiner ?

Bien sûr. Par exemple, les femmes qui viennent pour leur contraception, neuf fois sur dix, n'ont pas envie d'être examinées. Quand une mère vous amène son enfant, le gamin a peur – et la mère aussi. Il faut prendre son temps. Les personnes âgées, elles, se font examiner plus facilement parce que ça les rassure. Mais quand quelqu'un souffre, il a souvent peur qu'on l'examine, il est très réticent. Il faut commencer par le rassurer.

Lorsqu'on reçoit une femme que l'on suit régulièrement, qui n'a aucun problème avec sa contraception et qui vient juste pour sa pilule, il est parfaitement légitime de ne pas l'examiner, puisqu'il n'y a rien à chercher et qu'on n'est pas dans le cas de figure d'une maladie mais d'un traitement particulier. En revanche, si la patiente, pendant l'entretien, me dit qu'elle a mal ou qu'elle a des démangeaisons, je comprends qu'elle s'attend à ce que je l'examine. Je trouve important, toujours, de faire la part entre la nécessité d'examiner (médicalement parlant) et le désir ou non d'être examiné, exprimé par le patient. Ça aussi, ça doit faire l'objet d'une négociation préalable.

Il est très rare de découvrir quelque chose sans que

les gens vous en aient parlé avant. Et le plus souvent, quand cela se produit, c'est parce qu'on n'a pas écouté ce qu'ils racontaient. Je me souviens de confrères me disant qu'ils avaient vu des gens arriver avec des tumeurs du sein, ou de la thyroïde, ou du foie, très avancées, des gens en colère parce que leurs médecins ne les avaient pas examinés plus tôt. Mais il ne faut pas oublier que c'est très difficile, pour certaines personnes, d'aller chez le médecin, d'aller se faire *toucher* par un type qu'on ne connaît pas. D'autre part, on ne peut pas demander à tous les individus de se regarder et de s'examiner comme s'ils étaient médecins ! Je me souviens d'une petite fille de six ou sept ans que sa mère avait amenée aux urgences où j'étais de garde, parce qu'elle était très fatiguée. Quand elle est entrée, j'ai vu tout de suite qu'elle était très pâle. Elle était rousse, elle avait la peau très blanche. Sa pâleur m'a frappé tout de suite, mais je la voyais pour la première fois, alors que sa mère la voyait tous les jours. J'ai remarqué aussi qu'elle avait un très gros ventre. Elle avait une tumeur de la rate, qui avait poussé petit à petit. Sa mère était désespérée, elle m'a dit ensuite : « Je voyais bien qu'elle ne rentrait plus dans certaines robes, mais je ne savais pas que c'était pour ça... » Franchement, qui a envie de se rendre compte que son enfant est malade ? C'est difficile. En revanche, un médecin qui n'examine pas un patient qui a des symptômes, qui les lui décrit et qui lui demande de le faire, ça c'est inacceptable... Quand quelqu'un vient me voir en disant « Je suis fatigué, est-ce que c'est à cause de mon boulot ? », si je ne prends pas la peine de discuter avec lui pour savoir depuis quand il est fatigué, de quels autres symptômes il souffre, et que je me contente de lui faire une ordonnance de vitamines, c'est inadmissible. Il y a des choses basiques : quelqu'un qui tousse, vous allez évidemment lui coller un stéthoscope sur le thorax pour écouter ; quelqu'un qui vous dit j'ai maigri, vous allez sûrement lui palper l'abdomen parce que beaucoup d'organes abdominaux, qui peuvent entraîner un amaigrissement, sont faciles à examiner. Si quelqu'un vous dit : « Ma femme me dit que j'ai des trous de mémoire, moi je m'en rends pas compte », vous allez non seulement lui faire un examen neurologique, mais aussi lui poser plein de petites questions d'apparence anodines pour savoir s'il a effectivement des troubles de la mémoire, de la reconnaissance, de l'orientation, etc. Il faut que les médecins sachent examiner les gens. Néanmoins, sur le terrain il faut savoir aussi s'adapter à la situation. Et matériellement, il est impossible d'examiner quelqu'un complètement.

Complètement, ça veut dire quoi ?

Un examen clinique *complet*, de tous les organes, plus l'examen neurologique, peut durer entre trois quarts d'heure et une heure.

Est-ce qu'il n'y a pas une espèce de « service minimum » de l'examen ?

Non, justement. Si ce service minimum existe, c'est la prise de la tension... Mais ce qui compte c'est d'avoir un examen clinique adapté à l'âge et à la situation du patient. Par exemple, à mon cabinet de campagne, je recevais souvent de jeunes sportifs pour leurs licences. Il y avait des choses que je recherchais systématiquement : l'apparition d'une scoliose, par exemple, ou des douleurs articulaires dont ils ne parlaient pas forcément. Les garçons, les jeunes hommes, je leur demandais systématiquement d'enlever leur slip et j'examinais les testicules, le pénis et les bourses.

Pourquoi ?

Cela n'est jamais fait à l'adolescence, et on a tort : les garçons ne parlent pas de leurs symptômes, et ils en ont parfois, qui ne sont pas graves mais qui leur gâchent la vie. Par exemple une mycose des plis ou un prépuce trop serré qui les gêne quand ils ont une érection. Mais à qui voulez-vous qu'ils parlent de ça ? Il y a également des garçons qui n'ont qu'un testicule, parce que l'autre n'est pas descendu dans la bourse pendant la vie intra-utérine, et il est resté dans l'abdomen. Si c'est le cas, il faut l'opérer : le testicule qui reste dans l'abdomen a tendance à se cancériser. Certains ont aussi des hernies dans la bourse – c'est très fréquent – et ils n'en parlent pas, parce qu'ils ont honte. Les filles parlent de leurs seins parce que tout le monde les regarde, elles les touchent en se mettant un soutien-gorge, mais les garçons n'ont pas le droit de toucher ou de regarder leur sexe, c'est considéré comme sale. Alors ils n'en parlent jamais. J'ai souvent parlé de ça avec mes jeunes patients, et cela m'a permis de répondre à des questions, de les rassurer, de les faire opérer quand c'était nécessaire. Je me sentais solidaire de ces adolescents. J'ai eu tellement honte de mon corps quand j'étais adolescent... Je savais que cela les aiderait de pouvoir en parler. Il m'est arrivé à plusieurs reprises qu'un adolescent que j'avais soigné enfant vienne me parler de son homosexualité. Ils savaient que je ne porterais pas de jugement, que je les rassurerais, que je ne médicaliserais pas ce qu'ils ressentaient...

J'essaie toujours de faire une consultation adaptée, utile à la personne qui est en face de moi. Interroger une femme de vingt-cinq ans sur ses règles, c'est important ; demander à un jeune type de vingt-cinq ans s'il dort bien, s'il n'a pas mal quelque part, c'est important. Plus important qu'un « service minimum » qui serait une sorte de pseudo-examen ritualisé très mécanique, qui peut faire écran à l'essentiel et empêcher de voir ce qu'il y a à voir. En outre, en médecine générale, on a du temps : on voit les gens régulièrement, on peut donc les examiner en plusieurs fois...

Quels sont les patients qui demandent à être examinés ?

Ceux qui ont peur de quelque chose de précis, ou qui ont quelque chose de précis à montrer. Quand quelqu'un mentionne un organe, je m'intéresse toujours à l'idée qu'il se fait de cet organe, qui peut être très différente de son fonctionnement réel. Le foie est un exemple typique : en France, beaucoup de troubles digestifs comme les « indigestions », les lourdeurs d'estomac sont attribués au foie, pour des raisons culturelles. Les Suédois, eux, ne savent pas qu'ils ont un foie... Et le boulot du médecin consiste aussi à faire la part entre la vision fantasmatique du patient et ce que lui-même sait médicalement du fonctionnement de l'organe en question. Je ne me moque jamais des symptômes ou des peurs invoquées, je m'intéresse à l'organe, ne serait-ce que pour dire au patient qu'il n'est pas en cause.

Quand vous posez des questions aux patients, répondent-ils facilement ?

En général oui, si vous ne posez pas de questions policières ! Cela dit, ce ne sont pas toujours les questions qu'on pose qui sont les plus intéressantes, ce sont parfois celles qu'on oublie de poser, et que le patient vous amène à poser. On se rend souvent compte de ce phénomène pendant une séance de groupe Balint : on parle d'un patient auquel on ne comprend rien, et pendant la discussion l'un des autres médecins demande : « Mais lui as-tu posé telle question ? » Vous vous rendez compte à ce moment-là que vous ne l'avez pas posée, alors qu'elle tombait sous le sens et qu'elle n'était pas sans relation avec le problème... Et puis il y a aussi les associations libres. On fait des rapprochements, on a des intuitions, on additionne 2+2 d'un seul coup alors que ça n'allait pas de soi. Par exemple, j'avais deux patientes qui étaient toutes deux des patientes à problèmes. Elles n'avaient pas exactement les mêmes problèmes, mais il y avait des points communs. L'une des deux, Mme A, avait une cinquantaine d'années. Elle souffrait d'un trouble du comportement, une névrose obsessionnelle assez grave. Elle avait avalé du Destop, on l'avait opérée de l'œsophage, elle était alcoolique, elle avait plein de problèmes insolubles, familiaux, administratifs, etc. Elle ne se déplaçait jamais, j'allais toujours la voir à six ou sept kilomètres de l'endroit où je travaillais, parce qu'elle avait épuisé tous les médecins du coin et que, comme j'étais « le nouveau », elle avait fait appel à moi. Cette dame avait une psychologie un peu particulière, elle était très manipulatrice, très revendicatrice, mais sur le mode misérabiliste. En dehors du fait qu'elle n'allait pas bien dans sa tête, il y avait quelque chose chez elle que je n'arrivais pas à cerner... L'autre patiente, Mme B, n'avait pas de trouble du comportement, mais elle n'arrêtait pas de souffrir de maladies graves, invalidantes et rares, comme une infection bactérienne de la hanche – alors qu'aujourd'hui c'est rarissime – ou une méningite après une sinusite aiguë. Des pathologies lourdes, qui n'arrivent pas à tout le monde, chez une femme qui par ailleurs avait une vie normale, un mari, des enfants, une maison, une vie. Cette seconde patiente, qui habitait dans la commune où j'exerçais, me mettait également mal à l'aise, sans que je comprenne non plus pourquoi. Un jour, je me gare dans la cour du cabinet médical. Par la fenêtre, je vois Mme A assise dans la salle d'attente, et je me dis : « Comment a-t-elle fait le trajet ? Elle n'a pas de voiture... » En entrant, je me rends compte qu'il ne s'agissait pas de Mme A mais de Mme B. Et je me dis : c'est curieux, cette ressemblance. Je la fais entrer, je discute avec elle, et pendant la consultation je m'aperçois enfin que c'est leur ressemblance qui me met mal à l'aise... Soudain, je sens qu'une ampoule de cent watts s'allume au-dessus de ma tête et je lui pose une question très banale, que j'aurais déjà dû lui avoir posée : « Mme B, quel est votre nom de jeune fille ? » Et elle me répond : « A... » Mes deux patientes étaient sœurs ! Deux sœurs qui ne se parlaient plus depuis longtemps. Là, tout s'est mis en place : elles avaient des tas de points communs – physiquement, par leurs attitudes, leur manière de parler. Mme B m'a ensuite parlé de ses nombreux autres frères et sœurs. La plupart avaient été frappés par des catastrophes invraisemblables : suicides, mort en couches, accidents mortels... De ce fait, l'histoire de ces deux femmes – et le trouble du comportement de Mme A – a revêtu une signification nouvelle. Ce qui est incroyable, dans cette anecdote, c'est que je n'ai appris l'histoire familiale qu'au bout de trois, quatre ans. Mais d'une part, elles vivaient à plusieurs kilomètres de distance et ne s'étaient jamais mentionnées mutuellement – ce qui se fait généralement, à la campagne –, d'autre part, à l'époque, je ne posais pas de questions sur les frères et sœurs et les parents. Sinon, j'aurais évidemment fait le rapprochement. Et j'en aurais appris beaucoup, je n'aurais pas été ainsi dans le noir si longtemps... Voilà un exemple de chose toute simple qui peut avoir une importance énorme. À la campagne – c'est moins affirmé en ville –, les liens entre les gens ont une grande importance en médecine.

Cela arrive-t-il parfois que les gens vous appellent pour un tiers ?

C'est une situation piégée très fréquente en médecine générale ! La mère appelle pour qu'on vienne voir sa fille qui, elle, n'a pas envie de voir le médecin. Ou la fille appelle pour son père très âgé... Il est très difficile de dire aux gens : « Si votre fille majeure ne veut pas voir le médecin, je ne peux pas venir. »

Que faites-vous dans ces cas-là ?

J'y vais, mais avec des gants. On ne sait jamais exactement à quoi s'attendre avant d'être sur place.

Même si la personne pour laquelle on m'appelle ne veut pas me voir, *celle qui appelle* a sûrement besoin de me parler. Alors j'y vais, en sachant qu'il me faudra négocier, refuser poliment d'être l'instrument de celui qui appelle. Ça aussi, c'est une chose fréquente mais que l'on n'enseigne jamais aux étudiants ! Par exemple une mère m'appelle en me disant : « Ma fille ne veut plus manger, j'ai très peur qu'elle soit malade, dépressive ou qu'elle fasse une anorexie. » La fille en question a vingt ou vingt-deux ans, elle peut donc m'envoyer promener, elle a suffisamment d'autonomie pour me dire qu'elle ne m'a rien demandé et n'a pas envie de me voir... Eh bien ! même dans ce cas-là, il faut y aller, en étant extrêmement précautionneux. Je discute d'abord avec la personne qui m'a appelé. Ensuite, j'entre dans la chambre ou la pièce sans ma sacoche, les mains vides. J'explique qui je suis, qui m'a téléphoné. Je ne me mets pas en position de médecin-agent-des-parents, mais de personne médiatrice, qui peut permettre que des choses soient exprimées. Parfois, ça marche, ça débloque quelque chose, et parfois ça ne marche pas du tout, je me retrouve comme un chien dans un jeu de quilles. J'explique toujours à la personne qui ne m'a rien demandé que je peux l'aider si elle le veut, mais que je ne ferai rien contre son gré et que, si elle veut profiter de ma présence pour qu'on discute ensemble, je n'en parlerai évidemment à personne. J'insiste bien sur le fait que je ne suis pas l'agent de ceux qui m'ont appelé, que je ne suis pas là pour leur fournir des informations. Au mieux, je parviens à écouter les deux personnes, séparément, l'une après l'autre, et je leur suggère de se parler, de s'expliquer. Au pire, je me contente d'écouter celle qui m'a appelé. Dans les deux cas, ça prend du temps.

Et comment la situation évolue-t-elle ?

Cela dépend. Si ça se passe à onze heures du matin, un jour où il fait beau et où tout va bien et que je n'ai pas douze visites à faire, ça va. Si ça se passe à minuit dans une atmosphère d'angoisse très lourde avec quelqu'un qui menace de se jeter par la fenêtre, de se tirer une balle dans la tête ou d'avaler des médicaments, c'est plus délicat. Cela dit, ce ne sont pas les situations les plus spectaculaires qui sont forcément les plus graves. Il m'est arrivé à plusieurs reprises d'être appelé par les gendarmes pour aller chez quelqu'un qui brandissait un fusil et menaçait de tuer tout le monde. Dans ce cas, je demande aux gendarmes de prévenir les gens que je vais venir. C'est mieux : il ne faut pas que la personne soit effrayée. Ensuite, là encore, il faut y aller doucement, en étant ouvert, sans manifester aucun signe d'autorité, sans faire la leçon. Je tiens le même genre de discours : « Écoutez, on m'a appelé, si vous n'avez pas envie de me voir, vous en avez le droit, je ne suis pas là pour m'imposer. Mais si vous êtes dans cette situation, c'est peut-être parce que vous avez des choses à dire, et moi je peux les entendre...

Si vous ne voulez pas, pas de problème, je m'en vais. Si vous avez envie de parler, je suis là. » Le plus souvent, la présence d'un tiers est l'occasion de décharger des trucs qui ne pourraient pas l'être autrement... Cela soulage les gens qu'il y ait un tiers. Dans ce type de situation, le plus important pour le médecin, c'est de montrer qu'il veut bien s'impliquer et apporter son concours, mais de ne mettre personne en demeure. Si vous mettez les gens en demeure, ils vous assimilent à la police, à la justice, et il devient impossible de les soigner car ils n'arriveront jamais à vous faire confiance.

Et que faites-vous quand vous soupçonnez des choses graves – des femmes ou des enfants battus, de la drogue... ?

Le plus important est de toujours faire comprendre à la personne le plus en danger qu'elle peut venir vous voir seule et que ce qu'elle dira ne sortira pas du cabinet médical. Que vous ne prendrez pas parti. Que vous ne vous mettrez pas du côté de la police. C'est à cette condition seulement que les choses peuvent se dire. Il ne faut pas que les gens aient le sentiment que ce qu'ils vont dire, au lieu de les aider, sera utilisé contre eux.

Et si vous vous rendez compte d'un danger au cours d'une consultation ou d'une visite ?

Il ne m'est arrivé qu'une seule fois dans ma carrière de signaler une famille au juge des enfants. Pour une adolescente dont je pensais que son père la violait. C'était une famille qui vivait dans un taudis innommable alors qu'ils auraient pu habiter dans un appartement correct car le père gagnait suffisamment d'argent. Mais il était alcoolique, il refusait de l'admettre, sa femme l'était aussi et, en plus, elle était folle à lier : elle pouvait passer des heures à frotter vingt centimètres de parquet avec un chiffon. Et lui, dès qu'il le pouvait, il essayait de la faire interner à l'hôpital psychiatrique pour s'en débarrasser. Ils avaient deux ou trois enfants, dont une adolescente. Immédiatement, j'ai senti chez cette jeune fille que quelque chose n'allait pas, à la façon dont son père se tenait près d'elle, dont il la touchait. Il couchait peut-être avec elle, ou alors il la forçait à coucher avec d'autres hommes – certaines choses qu'il avait dites m'avaient fait penser à ça.

C'est la seule fois où cela s'est présenté ?

Non, j'aurais eu beaucoup d'autres occasions de le faire, parce que j'ai vu des situations extrêmement gratinées. Mais c'est la seule fois où j'ai mêlé la justice à une situation familiale, parce que je n'étais pas leur médecin. J'avais été appelé un samedi car le type savait que le samedi il avait affaire à des remplaçants, et c'était la situation idéale pour faire hospitaliser sa femme en la faisant passer pour folle. J'ai ressenti un tel sentiment de danger, de menace sur cette adolescente, que j'ai absolument voulu faire quelque chose.

Si vous aviez été son médecin vous ne l'auriez pas fait ?

Non, pas d'emblée. Je serais revenu le lendemain, j'aurais suivi l'affaire de près pour voir ce qui se passait et aussi parce que ma présence aurait forcément modifié les rapports de force. J'aurais utilisé mon statut de médecin pour signifier qu'un tiers était là. Un tiers qui n'était pas dupe. La plupart des situations sont plus simples que celle-là. Seulement, il faut savoir tendre des perches. Il m'est arrivé, par exemple, de proposer à une adolescente de venir me voir parce qu'elle n'osait pas me parler devant sa mère. Je la suivais depuis l'âge de six ou sept ans, elle en avait seize ou dix-sept. Je la voyais tourner dans la cuisine pendant que je rédigeais mon ordonnance, manifestement désireuse de me parler mais n'osant pas le faire. Sa mère était au lit avec la grippe. Je me suis adressé à elle : « Dis-moi, tu n'as pas une licence de sport à me faire signer ? » Elle m'a souri et m'a répondu : « Si, justement ! » Elle est donc venue me voir quelques jours après. Elle voulait me demander la pilule. Et me parler de son premier rapport sexuel, qu'elle avait mal vécu, parce que... c'était son cousin, qui avait dix ans de plus qu'elle, qui le lui avait imposé un soir, pendant la fête qui avait suivi une réunion de famille, ou un mariage... Dans cette histoire, c'était facile pour moi : je la connaissais, elle avait compris depuis longtemps que je gardais secret ce qu'on me révélait. Mais quand on ne connaît personne, il ne faut pas mettre trop lourdement les pieds dans le plat et se mêler des histoires des gens sans essayer de comprendre ce qui se passe.

Avez-vous souvent été confronté à des situations qui nécessitaient l'intervention de services sociaux ?

L'intervention des services sociaux ne se justifie que lorsque la situation n'est pas possible à appréhender autrement. La vie des gens est toujours compliquée, vous ne pouvez pas appréhender une situation d'un seul coup d'œil en une demi-heure. Il faut laisser entendre – et convaincre – que vous êtes là pour soigner, pas pour prendre parti. Les gens peuvent être soupçonnés d'avoir fait les pires choses, ce n'est pas le problème du médecin, il n'a pas à porter de jugement. Sinon ça voudrait dire qu'il y a des gens plus dignes d'être soignés que d'autres. Ce n'est pas vrai. Il y a juste des gens qu'on a *envie* de soigner, d'autres pas ! Dans les situations compliquées, judiciarisées, il faut absolument que les gens aient un interlocuteur qui soit là pour les aider et qui ne soit pas du côté de la répression. En médecine générale, on peut prendre son temps. Parce qu'on est sur place. Mais pour un médecin hospitalier il en va autrement. Quand il voit arriver un enfant cassé de partout et que, après quatre ou cinq radios, il pense que vraisemblablement on lui tape dessus à longueur de journée, il ne peut pas le laisser ressortir sans avoir prévenu les services sociaux, faute de quoi il ne le reverra peut-être jamais. J'étais un peu dans ce cas-là, avec la famille que j'ai signalée...

Et si vous découvrez qu'un enfant est maltraité par ses parents, qu'est-ce que vous faites ?

J'en parle aux parents. Sans les agresser. Je dis : « Les fractures de cet enfant me posent un problème. » Ça m'est arrivé une fois, j'en ai parlé au père, que je voyais souvent, qui s'occupait bien de ses enfants et qui avait toujours un regard très triste. C'était la mère qui battait ses enfants, mais le père n'osait rien dire. Jusqu'au jour où j'ai vu le père tout seul, et je lui ai dit : « Votre enfant... quelque chose m'inquiète. » Et là, il m'a tout déballé. Le fait qu'il puisse tout raconter a déclenché une série d'événements qui ont fait que le type a demandé le divorce, il a eu la garde de son fils et la mère, qui était alcoolique, s'est soignée. Je n'ai rien fait véritablement, je lui ai seulement donné la possibilité d'exprimer des choses qu'il ne pouvait pas exprimer avant, et ça lui a permis de prendre des décisions.

Encore une fois, il faut garder présent à l'esprit qu'un médecin n'est ni un juge ni un flic. Un soir, un gendarme m'a appelé pour me demander si j'avais eu à soigner un blessé par arme blanche. J'ai dit que je ne pouvais pas répondre à cette question, ça faisait partie du secret professionnel. Et le gendarme – que je connaissais – m'a répondu : « Je sais, docteur, mais on nous demande de poser la question et, vous savez, beaucoup de vos confrères répondent... » C'est une position difficile, mais mon boulot c'est de soigner, pas de dénoncer ou de livrer à la police. Et puis, les gens qui laissent entendre qu'ils sont dans la panade sont les gens qui veulent en sortir. Ceux qui ne veulent pas ne vont jamais voir le médecin.

Très souvent, dans les familles où un enfant fait l'objet de sévices, un des deux parents est passif, complice par son silence. C'est généralement le cas dans les problèmes d'inceste. Habituellement, ce parent passif se tait parce qu'il se sent de plus en plus coupable, et parce qu'il ou elle n'a personne à qui en parler, par crainte d'être immédiatement jugé et condamné. C'est important d'aider aussi ce parent-là, parce que le jour où tout sera rendu public, l'enfant aura besoin de quelqu'un pour le soutenir. Pour la famille dont je viens de vous parler, je suis sûr que la prise de conscience du père et son initiative ont été plus bénéfiques que l'intervention lourde des services sociaux ou de la justice. En revanche, quand les deux parents battent le gamin, il n'y a pas d'autre moyen que de les signaler au juge. Mais faire cela, c'est savoir que vous ne serez plus jamais leur médecin. Cela dit, très souvent, ce n'est pas le médecin de famille qui est le premier informé de sévices. Les parents consultent à l'hôpital, là où c'est anonyme. Ils ne consultent pas un médecin qu'ils voient régulièrement. Et puis, un jour, un voisin alerte les flics – parfois c'est l'instituteur. Le médecin, souvent, n'y a vu que du feu parce qu'on ne lui a jamais rien montré, parce qu'on ne le fait jamais venir...

Quand le médecin intervient et parle, cela peut avoir une influence ?

Bien sûr, ça peut toujours avoir une influence. À partir du moment où les gens sont venus vous voir, c'est qu'ils vous font confiance.

Même s'ils ne sont pas forcément venus vous voir pour ça ?

Il n'y a pas de situation toute faite. Beaucoup de choses extraordinaires peuvent se dire et se disent parce que vous n'avez pas brusqué les choses. Prenez l'exemple d'un phénomène beaucoup plus fréquent : le mari ou la femme qui vient me dire « Docteur, j'ai décidé de divorcer ». Ce n'est pas le médecin qui l'amène à divorcer, en l'écoutant. Mais le fait d'avoir pu le dire lui a permis d'envisager que c'était possible. Dans ces cas-là, le médecin est le témoin d'un processus en marche. Et c'est très important de se voir comme ça, comme quelqu'un qui peut être un facilitateur, comme témoin plutôt que comme quelqu'un qui agit sur la vie des gens. Car ce sont les individus qui prennent les décisions, pas leur médecin. Je crois très sincèrement que le médecin ne peut pas faire évoluer des situations qui n'auraient pas bougé spontanément.

Si vous vous rendez compte qu'un gamin se drogue, vous le dites aux parents ?

Bien sûr que non !

Vous n'en parlez qu'avec lui ?

Oui, le secret professionnel est absolu, je n'ai aucune raison de le dénoncer.

Et si les parents vous interrogent à ce sujet ?

Je leur réponds que même si je savais quoi que ce soit, je ne pourrais pas leur en parler, pas plus que je ne parlerais de *leur* vie privée à leur fils. Et, en général, ils comprennent. Cela étant, je ne les renvoie pas dans leur foyer, j'écoute leurs inquiétudes, et je leur dis : « Si vous pensez que votre fils a un problème, il faut en parler avec lui. »

Est-ce que parfois le secret médical vous pose problème ?

Il y a des situations qui sont très pénibles. Par exemple, vous découvrez que quelqu'un est séropositif et qu'il ne l'a pas révélé à sa petite amie. C'est très dur, mais ce n'est pas à vous d'informer la jeune femme en question. Il ne faut certainement pas faire pression sur le type pour qu'il fasse cette démarche, parce que, si vous faites pression, vous augmentez son angoisse, vous risquez de vous le mettre à dos, et il ne vous fera plus confiance. Tout ce que je peux lui dire, c'est de réfléchir aux conséquences de son silence, et lui préciser que, quelle que soit la décision qu'il va prendre, de toute façon je resterai son médecin.

C'est quand même difficile, non ?

Je pense que cela pose en effet problème à des tas de médecins... Pour moi, cela participe de l'idée qu'on peut se faire du pouvoir du médecin, de son pouvoir d'intervention. Je pense que l'essence de la réflexion qu'on doit avoir sur le soignant est que, justement, tant qu'on définira le soignant par son « pouvoir », en se demandant s'il doit y recourir ou non, on fera fausse route.

Mais si les médecins sont perçus ainsi, ce n'est pas par hasard... Vous croyez qu'on peut changer les médecins ?

On peut au moins changer ceux qui sont en train de se former. On peut changer l'état d'esprit dans lequel les étudiants font leurs études. Il faut bien s'adresser à eux. On peut soutenir tous ceux – il y en a un certain nombre – qui ne sont pas très contents de la manière dont le système de soins fonctionne. Je suis le premier à critiquer le monde médical mais je pense que la pire erreur serait de dire que tous les médecins sont irrécupérables. Ce n'est évidemment pas vrai ! Il y a des médecins qui ne demandent qu'à modifier leur comportement mais qui ne peuvent pas, pour des raisons très variables d'une personne à une autre. Le comportement n'est pas forcément lié à une idéologie, il peut être lié à un mode de vie. Si un alcoolique peut cesser de boire, alors un médecin doit pouvoir changer de comportement, non ? En tout cas, on est en droit de l'espérer.

La vie n'est pas écrite d'avance, les gens peuvent être amenés à évoluer. Je le dis d'autant plus facilement que je l'ai vécu personnellement. Ma voie était toute tracée : j'ai commencé médecine, je me suis marié, j'ai eu des enfants... C'était une voie directe vers le cimetière mais je ne voyais absolument pas comment me sortir de cette vie, parce que j'étais sous l'influence d'un certain nombre d'idées, de valeurs, auxquelles j'adhérais complètement. Et puis j'ai eu la chance, parce que j'étais médecin, de voir les gens vivre, et ça m'a aidé à y voir plus clair, à me dire que mes aspirations avaient de la valeur. Je n'étais pas complètement inhibé, pas complètement tributaire de l'idéologie qui m'avait vu grandir, j'avais une porte de sortie. Un jour, une jeune femme médecin était venue acheter *La Maladie de Sachs* dans la librairie où je faisais une séance de dédicace. Elle me dit : « J'ai lu votre livre et je suis venue vous voir aujourd'hui parce que je voulais en offrir un exemplaire à mes parents. » Elle me les présente. Et elle ajoute : « J'ai fait médecine, je suis devenue neurologue, et le jour où je suis allée faire mon premier remplacement dans un cabinet de neurologie, je me suis dit que je ne voulais pas faire ça toute ma vie, et j'ai décidé que j'allais faire de la médecine générale... » Ce type de démarche est absolument exceptionnel : se former dans une des disciplines les plus pointues de la médecine, qui est vraiment du domaine de l'inexploré, de l'incertain et décider ensuite de faire de la médecine générale. « Et depuis que je fais des remplacements de médecine générale, dit-elle, je revis. »

Qu'est-ce qui l'a fait changer de voie ?

Je pense que, en étant confrontée à une situation qu'elle ne voulait pas vivre –, voir toute la journée des patients atteints de troubles neurologiques –, elle s'est rendu compte que sa vocation était ailleurs. Elle avait sans doute toujours voulu faire de la médecine générale, mais elle se l'était caché. Ou elle s'était peut-être imaginé que la neurologie lui apporterait le même épanouissement.

Elle n'avait pas imaginé ce que serait l'exercice de la neurologie ?

Elle ne pouvait pas. Tant que vous n'avez pas été mis en situation, vous ne pouvez pas savoir comment ça se passe. Le problème de la formation en médecine c'est justement que, pendant très longtemps, on n'a pas prévenu les étudiants des situations réelles qu'ils allaient affronter. On leur a masqué le fait que quand les gens viennent vous voir, ils ne viennent pas forcément pour des diagnostics bien précis. Ils viennent vous voir pour des cors aux pieds, pour tel ou tel symptôme qui ne figure pas dans les traités... La neurologie est une spécialité terrible, les patients qui viennent consulter sont souvent désespérés et terrorisés. Et cette jeune femme a peut-être pris conscience qu'elle ne voulait pas se cantonner à ce genre de situations, ne voir que des gens qui souffrent de pathologies terribles : une maladie de Parkinson, un Alzheimer, une tumeur au cerveau, une sclérose en plaques, un Creutzfeld-Jakob, une paraplégie... La neurologie est une spécialité de la déchéance, c'est épouvantable ! Je pense qu'elle n'a pas voulu se consacrer à cette vie-là, et je trouve ça très sain de sa part. Il n'y avait aucune raison qu'elle se sacrifie. On ne peut pas être un bon praticien si on n'exerce pas dans un domaine qu'on aime. Et des patients qui ont des troubles neurologiques, elle en verra en médecine générale, et elle s'en occupera très bien, mais elle ne verra pas *que* ça. Pour bien travailler, il faut que le médecin ait du plaisir à être là où il se trouve. Le patient le sent très bien, d'ailleurs. Ce n'est pas toujours interprété de façon correcte, c'est-à-dire que si un médecin est de mauvaise humeur, vous pouvez toujours vous dire que c'est parce qu'il n'a pas envie de vous voir mais c'est peut-être aussi parce que son fils s'est cassé la jambe le matin. Quand il m'arrive d'être préoccupé, ou si je me rends compte que je n'ai pas entendu une partie de ce que m'a raconté le patient parce que je pensais à autre chose, je le lui dis. Et quand vous dites ça aux gens, ils comprennent très bien, ça les rassure : ils savent ainsi que vous avez le souci de les entendre. Encore une fois, le médecin doit faire du mieux possible pour ne pas rester dans l'implicite, pour verbaliser ce qui se passe dans son esprit... même quand il est ailleurs. Car les patients s'en rendent compte, et ils le prendront mal s'ils croient que vous vous désintéressez de leur cas.

Que faites-vous quand le diagnostic que vous posez ne satisfait pas le patient ? Est-ce que vous vous préoccupez surtout de son inquiétude ou surtout de la pathologie ?

Quand un patient doute du diagnostic, il le dit, ou il le fait sentir. Si le médecin n'est pas obtus, il le sent. Et cela signifie probablement que la demande initiale en cachait une autre. Quand il y a incompréhension, c'est parce que toutes les cartes n'ont pas été mises sur la table, d'un côté ou de l'autre. Ou des deux...

Et si par exemple il a une idée fixe ?

Il y a assez peu de gens qui ont *vraiment* des idées fixes. De même qu'il y a très peu de vrais hypocondriaques comme le malade imaginaire de Molière. Ce qu'on appelle des « idées fixes » sont presque toujours des angoisses qui n'ont pas été prises en compte ou des questions auxquelles on n'a pas répondu, et que les gens n'arrivent peut-être pas à formuler. Seulement, pour les médecins qui n'ont pas envie d'approfondir, il est plus facile de dire que le patient est un casse-pieds obsessionnel... Si le patient est anxieux, il faut le rassurer ; et s'il n'est pas seulement anxieux mais carrément cinglé, il a encore plus besoin qu'on ne le traite pas par le mépris ! L'idée fixe, c'est la part émergée de l'iceberg ; la question importante est : pourquoi a-t-il cette idée fixe ? Que signifie-t-elle pour lui ? Ça peut être l'idée fixe d'une mère qui répète sans arrêt que son enfant ne grossit pas : « Pourquoi il ne grossit pas, il devrait grossir, pourtant, je le nourris bien, mais il est maigre comme un clou ! » Si vous lui demandez tranquillement : « Et combien pesiez-vous au même âge ? », parfois vous entendez dire : « Ah, ne m'en parlez pas ! Ma mère n'arrêtait pas de m'engueuler parce que je ne bouffais rien ! » Et là, on peut commencer à parler d'autre chose que de la pseudo-maigreur du gamin...

Si vous donnez un traitement à un patient, et qu'il ne marche pas, que les symptômes ne disparaissent pas, n'y a-t-il pas une inquiétude, chez le patient et chez le médecin ?

Le patient est forcément inquiet si ses symptômes persistent. Et le médecin se pose forcément des questions...

Est-ce que la confiance commence alors à être entamée ?

Malheureusement, il faut parfois très longtemps pour que la confiance d'une personne en son médecin soit entamée. Alors que parfois il vaudrait mieux qu'elle se fissure très vite. Les patients ont *envie* de croire le médecin sur parole, ils ont *envie* de lui faire confiance, d'ailleurs les reproches qu'ils peuvent lui faire sont souvent à la mesure de l'attente qu'ils avaient placée en lui... Une dame que j'avais dû voir au moins dix ou douze fois pour autre chose, avec qui je m'entendais très bien, m'appelle un jour chez elle parce qu'elle a un lumbago. Je l'examine, je lui dis que je vais lui donner des anti-inflammatoires. Elle me répond qu'elle ne veut pas de comprimés mais des injections. J'étais à l'époque rédacteur à la revue *Prescrire* et j'étais très préoccupé par tout ce qui est médicaments. Je lui dis donc que les injections font mal, qu'elles sont beaucoup moins efficaces que les médicaments qu'on avale et que, en prime, les médicaments anti-inflammatoires injectables sont relativement toxiques. Tout cela était vrai, mais je le disais de manière professorale, dogmatique. Elle insiste pour recevoir des piqûres : « Quand j'ai un lumbago, il n'y a que ça qui marche. » Après avoir parlementé longuement, je finis par obtempérer et je lui prescris un anti-inflammatoire injectable, une fois par jour, comme indiqué, à dose efficace. Deux semaines plus tard, elle m'appelle pour me dire qu'elle n'est pas contente, que je ne l'ai pas prise au sérieux, que je lui ai prescrit des piqûres qui ne lui faisaient rien, *d'ailleurs une fois par jour ça ne pouvait pas être efficace*, qu'elle m'en veut beaucoup et qu'elle a changé de médecin. Furax, je lui réponds : « Ce n'est pas vrai, je vous ai prescrit exactement ce qu'il fallait et je vous avais dit que les piqûres marchaient moins bien que les comprimés ! » Je ne l'ai jamais revue. Mais elle avait raison sur un point crucial : si moi, je ne croyais pas au traitement, il ne pouvait pas marcher. C'est l'inverse de l'effet placebo : l'effet nocebo. Pour qu'un traitement fonctionne, il faut que le médecin et le patient aient un projet commun. Et là, il n'y en avait pas. Sur le plan strictement pharmacologique, le produit était efficace, il était administré correctement par l'infirmière. Mais il manquait « l'effet médecin ». Et comme elle me faisait confiance, mon opposition au traitement a eu sur elle un effet négatif... Cinq ans de groupe Balint plus tard, dans la même situation, j'aurais dit : « Je vais vous prescrire des anti-inflammatoires par injections, mais je vous préviens tout de suite, vous n'aurez qu'une injection par jour parce que c'est un produit *très* puissant, et si on vous en fait plus ça risque d'être toxique... » Il y a toujours deux choses dans un traitement : l'efficacité démontrée du médicament, et l'effet placebo au sens large du traitement. En soutenant l'effet placebo dont elle-même investissait les piqûres, mais en lui expliquant pourquoi je prescrivais comme ça et pas autrement, j'aurais donné au traitement une valeur qu'il n'avait pas du tout tel que je le lui ai dispensé. Les lumbagos sont très sensibles à l'effet placebo et on a démontré que prescrire un repos au lit aux personnes qui ont un lumbago ne les fait pas guérir plus vite que si vous leur dites qu'ils ont le droit de se lever. C'est même le contraire.

Cette patiente, pourtant, croyait aux piqûres ?

Mais moi j'y étais opposé, ce qui voulait dire qu'elle se soignait sans mon approbation, sans mon soutien. Or le premier médicament, c'est le médecin lui-même. Et ce médicament-là, je le lui refusais. Donc, paradoxalement, elle m'a donné raison en n'allant pas mieux, mais elle me l'a reproché, ce qui était bien normal. Car en lui disant « Les piqûres, ça ne marche pas », je lui interdisais d'aller mieux sous prétexte d'avoir scientifiquement raison... ce qui est vaniteux et stupide. Je n'étais plus son médecin, mais une sorte d'autorité scientifique obtuse qui mettait en question sa propre perception de son corps.

Aujourd'hui, je sais que mes connaissances théoriques *ont moins d'importance que le fait que la patiente se sente bien avec son traitement*. C'est aussi ce que je pense pour la contraception : la meilleure contraception n'est pas celle que préfère le médecin, c'est celle que la patiente *choisit en connaissance de cause*. Quand j'étais jeune médecin, j'étais beaucoup plus dogmatique, je ne comprenais pas ça. Je voulais faire le bien des gens à coups de données scientifiques, ce qui est inefficace... Mon attitude consistait à dire : « Scientifiquement, ça ne marche pas, donc je ne vous le prescris pas. » Ça serait vrai si le lumbago ne pouvait être soulagé *que* par les médicaments. Mais ce n'est pas vrai : un lumbago, avec le temps et l'arrêt de travail, le plus souvent ça guérit. Même sans médicaments...

Et quand le traitement ne marche vraiment pas ? Quand les symptômes ne s'améliorent pas ?

De deux choses l'une : ou bien des symptômes persistent tandis que le patient, globalement, va mieux – c'est le cas de la personne qui a eu une bronchite et qui continue à tousser, mais qui n'a plus de douleurs, qui n'a plus de fièvre, et qui peut reprendre ses activités –, alors il faut le rassurer sur le fait que le symptôme est bénin. Ou bien les symptômes persistent et l'état général du patient s'aggrave. Là, le problème ne réside pas dans les symptômes mais dans leur cause, qui n'a peut-être pas été correctement identifiée. Ou bien n'a pas été traitée de manière appropriée. Il s'en faut de beaucoup que tout soit bien traité, en France. Je vous renvoie à la *Petite Encyclopédie critique du médicament*[1] de Claude Béraud. Les médecins français, sous-éduqués en matière de traitement, font souvent des prescriptions inappropriées, et j'en ai fait ma part, dans mes premières années d'exercice. Quand on patauge, la moindre des choses est de demander conseil à quelqu'un qui aura un avis plus pertinent que le vôtre. Parfois, aussi, pas très souvent mais pas si rarement que ça, le symptôme qui persiste est un symptôme-écran qui dit autre chose que ce qu'il est ; alors on pourra donner tous les traitements qu'on veut, il persistera. Là encore il n'y a pas de règle

1. Éditions de l'Atelier, 2002.

absolue. On avance à tâtons. La médecine est un domaine où on avance beaucoup à tâtons.

On apprend tout le temps, en fait ?

Oui. Et on apprend énormément des patients, parfois aussi de façon inattendue. L'autre jour il m'est arrivé quelque chose de formidable. Je présentais à une femme un stérilet hormonal, qui contient de la progestérone. J'essayais de lui expliquer son fonctionnement et elle me demande où est l'hormone. Je lui montre le corps du stérilet. Et elle me dit : « Ah, c'est ça le *réservoir.* » Et c'était un mot auquel je n'avais jamais pensé. Or c'est exactement ça : le corps du stérilet est un réservoir de progestérone, qui diffuse dans l'utérus pour y produire l'effet contraceptif. Maintenant, j'utilise le mot réservoir, que tout le monde comprend. Et c'est une patiente qui me l'a soufflé... La médecine est vraiment un *commerce* au sens le plus ancien du terme, c'est-à-dire une *relation*, un lieu d'*échanges*.

Il peut arriver qu'un patient voie plusieurs médecins. Est-ce que cela pose des problèmes ?

Oui, quand il ne le dit pas. Cela peut être dangereux pour lui : s'il voit un ophtalmo, un cardiologue et un généraliste. Certains médicaments communs aux trois spécialités peuvent s'additionner ou se contrarier et leurs effets secondaires se cumuler. Quand on le sait, on y fait attention. Enfin, en principe... Les bons pharmaciens nous aident beaucoup.

Et si le patient vient vous dire : « Mon autre médecin dit telle et telle chose... » et vous demande ce que vous en pensez, que faites-vous ?

Je lui demande d'abord ce qu'il en pense, lui. S'il m'en parle, c'est bien pour me dire quelque chose. Mais il faut toujours lui faire préciser ce qu'il a compris, qui n'est pas nécessairement ce que l'autre médecin a dit. Le médecin peut avoir dit une bêtise que le patient a considérée comme tout à fait naturelle ; il peut au contraire être révolté par quelque chose de vrai, mais qui lui a été dit de travers, ou qu'il n'était pas en mesure de comprendre ce jour-là. J'y vais donc toujours avec des gants. On ne gagne pas la confiance des gens en démolissant les autres. En revanche, lorsque manifestement les gens ont été malmenés ou floués par un autre médecin, je les aide à préciser ce qu'ils ont ressenti. Lorsqu'ils ont été floués, ils s'en rendent compte. Ce qu'ils n'aiment pas, c'est que le type vienne leur dire après : « Vous racontez n'importe quoi ! » Ils peuvent être en colère pour de mauvaises raisons mais on ne les aide pas en leur assenant : « Vous êtes en colère parce que vous n'avez rien compris. » Maintenant, il y a aussi des gens qui se servent d'un prétexte quelconque pour se fâcher avec leur médecin, parce que autrement ils n'ont pas de bonne raison de ne plus le consulter... Ça aussi, je l'ai appris dans le groupe Balint. Pour quelqu'un, changer de médecin au bout de dix ans, ça peut correspondre à un changement de vie, ou de vision des choses, qui n'a rien à voir avec le médecin lui-même. Parfois, on change de médecin parce qu'on a divorcé et parce qu'on ne veut plus voir le même médecin que son ex-conjoint.

Est-ce qu'il y a des patients qui consultent deux généralistes en même temps ?

Oui, on en voit, mais ce n'est pas fréquent. Les gens qui ont vraiment des problèmes psychiatriques lourds et qui consultent plusieurs médecins à la chaîne sont assez peu nombreux. La majorité des gens ont un comportement plus simple. Ils n'ont qu'une envie : que leurs relations avec le médecin soient limpides.

Vous arrive-t-il qu'on vous demande votre avis sur un tiers ?

Oui, cela arrive, bien sûr. Lorsque quelqu'un vous dit : « Ma mère ou mon amie souffre de ceci ou de cela », de quoi vous parle-t-il, au fond ? De sa propre angoisse, de son propre chagrin, de choses qu'il n'a pas comprises, ou qu'il n'a pas pu exprimer. Il ne vous parle pas vraiment de la situation du tiers. Alors la seule attitude à avoir, je crois, consiste à essayer de soutenir, ou de rassurer, celui ou celle qui me parle, en portant le moins de jugements possible sur le tiers dont il est question... Je me souviens d'un médecin qui m'a raconté qu'une fois, à une soirée, il avait rencontré une jeune femme superbe qui, apprenant qu'il était médecin, lui a parlé du cancer du sein. Elle lui a dit qu'elle avait dans son bureau une femme de son âge, qui avait un cancer du sein, que cette femme lui parlait, qu'elle avait ci et ça. Et le médecin de lui expliquer qu'elle avait probablement un cancer avancé, que c'était mal parti, qu'il y avait une forte probabilité qu'elle meure. Il avait dit ça sur le ton de la conversation, parce qu'il trouvait cette femme ravissante, il avait envie de l'impressionner. Seulement, au fur et à mesure qu'il lui expliquait toutes ces horreurs, il la voyait se décomposer. Et finalement, il s'est dit que quelque chose clochait et il lui a demandé pourquoi elle lui avait posé cette question. La jeune femme n'a pas répondu, elle est partie. Plus tard, il a appris par des amis communs qu'elle était morte d'un cancer du sein... En fait, comme elle ne voulait en parler à personne et que, évidemment, ses médecins ne répondaient pas à ses questions, elle avait profité de sa présence pour l'interroger. Il s'en est voulu pendant très longtemps... Moi aussi, un jour, j'ai commis une erreur de ce genre, et je me rends bien compte que cette erreur était en fait téléguidée. Je suis allé avec un copain chez des gens que je ne connaissais pas. Il y avait là le maître de maison, sa femme, un de leurs amis, mon copain et moi. Notre hôte se met à raconter avec une grande jovialité qu'il vient de passer trois semaines à l'hôpital parce qu'il avait perdu vingt kilos, et que « ces abrutis de médecins » ont eu beau lui faire tous les examens imaginables, ils n'ont pas trouvé pourquoi il avait maigri, et ils l'ont laissé sortir en lui disant qu'il n'avait rien. J'étais tout jeune médecin à l'époque et j'avais des comptes à régler avec l'hôpital, avec le silence des médecins, et leur double langage. Je me suis entendu lui répondre du tac au tac : « Ce ne sont pas des abrutis, mais des gens malhonnêtes ; ils vous ont menti. Si vous avez perdu vingt kilos, c'est qu'il y a sûrement quelque chose. » Et, bizarrement, mon interlocuteur rétorque : « Mais non ! Ils n'ont rien trouvé, c'est que je n'ai rien. » Et moi, bêtement, j'insiste : « Si vous avez perdu vingt kilos, c'est qu'il se passe quelque chose, quelque chose qu'on ne vous a pas révélé. » Plus tard, dans la voiture, mon copain m'explique que l'épouse de notre hôte l'a pris à part avant notre départ et lui a dit : « Mon mari a un cancer, mais il ne le sait pas. » J'avais foncé tête baissée dans une histoire qui n'était pas la mienne, sur laquelle je n'avais pas d'opinion à donner. Si cet homme était venu me voir à mon cabinet et m'avait raconté la même chose, je lui aurais dit : « Je crois qu'il y a effectivement quelque chose », et j'aurais appelé l'hôpital pour leur demander ce qu'il en était. Mais j'aurais été en situation de médecin soignant. En l'occurrence, je ne l'étais pas. Je me suis mêlé d'une histoire qui se passait entre sa femme, les médecins et lui. Même si je n'étais pas d'accord avec ça, je n'aurais pas dû m'en mêler. En tout cas, j'aurais dû me méfier. Je l'aurais fait si j'avais eu assez d'expérience, ou si on m'avait appris à toujours prendre ce que disent les gens avec précaution. Le piège, c'est qu'un médecin est un être humain qui s'imagine que lorsqu'il a enlevé sa blouse et qu'il a quitté son cabinet, il cesse d'être médecin pour les autres. C'est une illusion ! On ne cesse jamais d'être médecin, aux yeux des autres. Et comme la place symbolique du médecin est très forte dans notre société, tout le monde fait appel à lui, même aux moments les plus inattendus...

7

Changer le système de soins

Les médecins protestent – Généralistes et spécialistes – Les conditions de travail difficiles des généralistes – Une mauvaise répartition nationale – Les revendications – Les laboratoires pharmaceutiques : scandale ! – La rémunération – L'exigence du patient – Éduquer le patient

Le monde médical a beaucoup bougé ces derniers mois. Qu'est-ce qui est nouveau, dans ce mouvement de protestation ?

Depuis un an, il s'est produit une chose inouïe : les généralistes se sont organisés pour faire entendre un certain nombre de revendications, qu'on peut assimiler à des revendications de prolétaires de la santé. Ils se sont insurgés contre des conditions de travail insupportables. Par exemple, il n'y a pas moyen, quand on est de garde une nuit, de se reposer le lendemain. Or un type qui a fait sa journée pendant quinze heures, qui enchaîne avec une garde de nuit dans une ville où on l'appelle pour tout et n'importe quoi et qui se remet ensuite au travail ne peut pas soigner correctement. Avec plus de trente-six ou quarante heures de travail d'affilée, c'est impossible ! C'est donc dangereux pour tout le monde. Quant aux conditions financières, n'en parlons pas. Le médecin généraliste et l'infirmière indépendante sont des soignants sous-rémunérés et surchargés de travail. Il y a trente ans, la peur de voir « tout le monde faire médecine » – traduire : « même les fils d'ouvriers » – a conduit à établir un *numerus clausus* qui n'a pas été réévalué depuis. De plus, on n'a jamais incité les médecins à s'installer là où on avait besoin d'eux. On les a laissés surpeupler l'Île-de-France et la Côte d'Azur, et on est devant la situation impossible d'une France qui surconsomme du médecin et de la médecine dans deux régions alors qu'elle est en sous-démographie médicale dans le reste du pays. Aujourd'hui, les jeunes médecins ne vont pas faire de la médecine générale en milieu rural ou semi-rural, ils ne remplacent pas les médecins généralistes vieillissants, qui ne trouvent plus de remplaçants et encore moins des successeurs.

Pour quelle raison ?

Parce que les conditions de travail des généralistes sont de plus en plus mauvaises...

Plus que pour les spécialistes ?

Bien sûr, beaucoup plus. Un gynécologue de ville (je ne parle pas des obstétriciens, mais des gynécologues, qui n'opèrent pas), lorsqu'il – ou elle, ce sont surtout des femmes – décide de ne pas bosser un jour de la semaine, eh bien ! il ne bosse pas, il ne donne pas de rendez-vous ; s'il décide de prendre quinze jours, il le fait et ne donne pas de rendez-vous pendant ce temps. Même dans les villes moyennes, il y a trois, quatre, cinq, six mois d'attente pour un rendez-vous en gynécologie. Certes, ils ne sont pas très nombreux, mais leurs conditions de travail ne sont pas du tout identiques à celles des généralistes : pas de gardes, pas de visites, pas d'urgences, et des consultations mieux rémunérées. Et il n'y a que des spécialistes de ville, il n'y a pas de spécialistes de campagne...

Les médecins généralistes de ville ou de campagne sont obligés d'assurer des gardes d'urgence, ils sont obligés de recevoir les gens n'importe quand à peu près six jours sur sept. Et ils ne peuvent pas fermer comme ça du jour au lendemain en disant : « Venez un autre jour » – ils assurent tous les soins de proximité, les soins quotidiens de l'ensemble de la population, ils prennent les urgences quand elles arrivent. Ils ne peuvent pas fermer leurs cabinets.

Le spécialiste a un autre avantage : il manipule des appareillages ou des techniques particulières qui lui permettent de coter ses actes beaucoup plus cher.

Si le gynécologue vous fait une échographie, le cardiologue un électrocardiogramme, il va vous le faire payer un tarif spécifique. Le généraliste, lui, est payé le même tarif à peu près pour tout ce qu'il fait. Et le temps qu'il passe n'est jamais pris en compte.

C'est pour cette raison que les étudiants se dirigent davantage vers les spécialités ?

Oui, précisément à cause de ces conditions de travail. Se greffe là-dessus un autre facteur : la profession se féminise. Près de 50 % des étudiants en médecine sont des étudiantes, et elles n'ont pas envie, pour la plupart, de faire de la médecine générale. Elles n'ont pas envie de faire des visites. Elles n'ont pas envie de faire des gardes de nuit. Si on ne leur donne pas la possibilité de s'installer dans de bonnes conditions, en cabinet de groupe, en partageant les gardes et en ayant leurs mercredis pour s'occuper de leurs enfants, elles n'iront pas faire de médecine générale. Elles préféreront être spécialistes, c'est évident. C'est un exercice beaucoup plus confortable.

On peut faire des compromis sur la rémunération quand on a de bonnes conditions de travail. Beaucoup de généralistes gagnent bien leur vie et pourraient baisser leurs revenus pour améliorer leurs conditions de travail ; mais même ceux qui le souhaitent ne le peuvent pas car la masse de patients à voir, elle, ne diminue pas. Et quand on est médecin de famille, inséré dans la vie quotidienne de la communauté, on doit assurer une présence permanente.

À Paris, les généralistes prennent des vacances...

À Paris, il n'y a pas de problèmes : il y a des médecins dans chaque rue. Mais 70 % des généralistes exercent en province, dans de petits villages ou de petites villes. Ils ne peuvent pas dire à leurs patients : « Débrouillez-vous »... Et ils ne peuvent pas non plus renvoyer toute leur clientèle pendant trois semaines sur un confrère déjà surchargé de boulot !

Les généralistes de province et de campagne ne prennent donc pas de vacances ?

Dans les provinces où la démographie médicale est en chute, ils n'en prennent pas. Évidemment, dans le sud de la France, où il y a beaucoup trop de médecins, ce n'est pas le cas. Mais du coup, c'est l'inverse : les généralistes, trop nombreux, ne gagnent pas très bien leur vie. Et ce sont toujours les mêmes qui s'investissent dans cinquante choses à la fois : les vacations à l'hôpital pour un salaire symbolique, le service d'hospitalisation à domicile, les activités associatives, etc. Ce sont toujours les mêmes qui se défoncent et qui finalement ne sont pas rémunérés pour ça.

Le mouvement des généralistes s'est donc focalisé d'abord sur les gardes en disant : nous voulons que les gardes soient mieux rémunérées, et qu'il y ait une régulation qui permette aux généralistes de faire la part des choses entre les gens qui veulent une visite de nuit parce qu'ils ne veulent pas se déranger pendant la journée et les gens qui ont véritablement besoin d'un médecin. Le seul moyen qu'ils ont trouvé pour se faire entendre, c'est la grève des gardes. Celle-ci a eu pour conséquences que les appels de garde se sont trouvés réorientés vers des organismes privés comme « SOS Médecins », ou vers les urgences de l'hôpital local. Tout cela a généré un véritable chaos ! D'autant que les urgences sont elles-mêmes déjà saturées du fait que les généralistes sont moins nombreux et assurent de moins en moins les urgences et qu'il y a une pénurie de personnel à l'hôpital.

Par ailleurs, il n'y a pas de politique d'éducation à la santé, en France. Les campagnes d'information sont ponctuelles et anecdotiques, elles ne sont pas suivies, elles ne sont pas coordonnées entre Paris, qui commissionne des pubs à la télé, et les acteurs locaux. On arrose la France entière de messages stéréotypés comme si les abus et les besoins étaient les mêmes partout. Ce qui n'est pas le cas... Conséquence : les usagers « consomment » du médecin pour tout et pour rien.

Bref, les généralistes ont obtenu gain de cause : une revalorisation du tarif des consultations – en échange de quoi on leur a demandé de prescrire 25 % de médicaments sous forme de génériques pour participer aux économies de la Sécurité sociale. Dernièrement, Mattei a proposé le déremboursement de huit cents médicaments dont le rapport coût/efficacité ne justifiait pas leur prise en charge. Le rapport avait été préparé pour Aubry, les rapporteurs ont classé les quatre mille substances en vente en France selon ce qu'ils appellent le « service médical rendu » – SMR. Ceux dont le SMR est excellent font partie de la catégorie 1, les autres – moyen, mauvais et nul – étaient classés 2, 3 et 4. Et tous les médicaments « veinotoniques » que les médecins prescrivent aux femmes pour « les jambes lourdes » – une plainte complètement culturelle, qui n'existe qu'en France – font partie de la catégorie 4. L'idée était de rembourser la catégorie 1 à 65 %, la catégorie 2 à 35 % et de cesser de rembourser les deux autres. Apparemment, Aubry n'a pas osé aller jusqu'au bout : les 835 médicaments qui auraient justifié d'être déremboursés totalement ont été laissés dans la catégorie 35 %, qui regroupe donc trois types de médicaments : des inutiles, des médiocres et des moyens, ce qui scientifiquement ne tient pas debout. Mattei reprend le rapport et dit : on va les enlever. Mais en échange, il prévoit d'accorder aux laboratoires la possibilité de commercialiser leurs nouveaux médicaments plus facilement et plus rapidement. Les gros laboratoires, qui ont un pôle de recherche important, ont des molécules en attente. La procédure de mise sur le marché de ces molécules va donc être accélérée et les médicaments seront remboursés. Financièrement, les labos ne vont pas y perdre...

Ils vont vendre les nouveaux médicaments plus cher ?

Le plus cher possible. Il doivent négocier ça avec la Sécu, mais on va leur accorder une liberté de prix pendant un certain temps. C'est donc un cadeau qu'on leur fait. Les petits laboratoires, qui – parce que jusqu'ici ils disposaient d'une vache à lait qui se nomme la Sécurité sociale – n'ont pas pris la peine de faire des recherches et de commercialiser des produits intéressants, vont disparaître avec leurs produits obsolètes. Les grands groupes s'en trouveront renforcés. Et comme, en France, il n'existe toujours pas d'information pharmaceutique indépendante à destination des médecins, ces grands groupes vont encore plus asseoir leur domination et continueront à avoir le même type de discours vis-à-vis des médecins en les noyant sous des informations invérifiables et en leur faisant prescrire des médicaments chers et loin d'être toujours indispensables. Le Pr Jean-François Bergmann écrivait récemment dans *Le Monde* : « Le problème, c'est que les médecins français adorent les visiteuses médicales qui leur font des cadeaux. » Ça paraît caricatural, mais c'est vrai : je l'ai vu de mes yeux. Certaines s'habillent de telle manière que vous ne pensez à rien d'autre qu'à les regarder. Vous comprenez, les visiteurs médicaux sont très surveillés : leur responsable régional compte le nombre de boîtes vendues par le pharmacien après leur passage. Ils ont objectivement intérêt à ce que le médecin prescrive. Du coup, certains – les hommes aussi bien que les femmes, d'ailleurs – sont prêts à tout. Ils font des cadeaux, ils créent une relation de confiance ou de dépendance, ils sont sympas avec le médecin, et finalement celui-ci se sent redevable. Il croit plus volontiers un visiteur sympa, généreux... ou agréable à regarder. C'est du démarchage commercial et non, comme le prétendent les laboratoires, de l'« information thérapeutique ».

Dans un grand pays comme le nôtre, si l'on voulait vraiment que la santé fasse l'objet d'une politique cohérente, il faudrait rendre l'information pharmaceutique indépendante. Les laboratoires ne devraient plus avoir le droit d'aller démarcher les médecins pour leur présenter leurs produits. Ils pourraient le faire auprès d'organes de presse médicaux, dont les comités de lecture étudieraient les produits et relaieraient ensuite l'information aux praticiens. C'est le cas en Grande-Bretagne avec l'association nationale des consommateurs *Which ?* dont j'ai déjà parlé, qui publie le *Drug and Therapeutics Bulletin*, un bulletin bimensuel qui fait le point sur les traitements et que tous les médecins reçoivent. Encore faudrait-il qu'en France on dispose de journaux médicaux indépendants, non financés par l'industrie. Mais il n'y en a qu'un : la revue *Prescrire*, un mensuel autofinancé... qui est lu seulement par un médecin sur dix...

Peut-on interdire aux laboratoires pharmaceutiques de faire de la communication ?

On pourrait la réglementer strictement. Ce qui n'est pas le cas. La Sécurité sociale interdit à ces entreprises commerciales de faire la promotion des médicaments remboursés auprès du public. On pourrait très bien dire que les laboratoires n'ont pas le droit de faire de publicité directement sur les médicaments remboursés auprès des médecins et leur laisser faire celle des médicaments qui ne le sont pas. La publicité destinée aux médecins est une incitation à la prescription. S'il s'agit de médicaments remboursés, c'est une incitation à escroquer la Sécurité sociale. Ça devrait donc être interdit.

Sans parler de cela, l'information que les labos délivrent est parfaitement tendancieuse. Prenez un exemple très connu : un médicament nommé « Diane 35 ». Son autorisation de mise sur le marché [1] stipule que c'est un médicament de l'acné. Point final. Or, comme il est également doué d'un effet contraceptif, les visiteurs médicaux envoyés par le labo l'ont présenté comme « la pilule qui combat l'acné » aux médecins – généralistes, gynécologues, dermatologues. Du coup, beaucoup la prescrivent par facilité en tant que pilule à des jeunes femmes, sans se préoccuper de savoir quelle est son efficacité contra-

1. Autorisation administrative délivrée à chaque médicament et indispensable pour qu'il soit commercialisé sur le territoire français.

ceptive réelle. Le problème, c'est qu'on voit pas mal de jeunes femmes enceintes sous Diane...

Dans la notice, elle est présentée comme étant un traitement de l'acné ?

Dans la notice et dans le *Vidal*, le dictionnaire officiel du médicament ! Et je conseille aux femmes qui la prennent de changer de produit, pour deux raisons : 1° le laboratoire n'a pas testé Diane 35 comme s'il s'agissait d'une pilule, il ne peut donc pas dire quelle est son efficacité contraceptive. 2° : la substance que Diane contient et qui est censée soigner l'acné peut provoquer des malformations : elle combat les hormones mâles et peut donc, en théorie, féminiser un fœtus mâle ! Imaginez le dilemme de la femme enceinte sous Diane et qui veut poursuivre sa grossesse ! De plus, il y a d'autres traitements de l'acné plus efficaces, et d'autres pilules contraceptives qui soignent mieux l'acné et ne présentent pas ces risques. Donc l'utilisation de Diane est injustifiée. Mais le labo a acquis une sorte de monopole chez les jeunes femmes avec ce type de traitement. Dernier problème : Diane devrait n'être, en principe, proposée qu'aux femmes qui ont une acné importante, pas seulement trois boutons. Mais quand les gynécologues et les médecins se sont mis à prescrire Diane, ils ont été sensibles au discours du labo qui disait : « Vous réglez deux problèmes en une fois », ce qui scientifiquement est inacceptable car l'acné et la contraception sont deux problèmes distincts qu'on doit envisager distinctement. La contraception est un domaine intéressant car elle montre que, objectivement, les laboratoires n'ont pas intérêt à ce que les médecins soient éduqués. Si les médecins français connaissaient la contraception comme ils le devraient, ils proposeraient à toutes les femmes de plus de trente ans, ou dès qu'elles ont un enfant, de se faire poser un dispositif intra-utérin (un stérilet) ou un implant. Ce sont des méthodes plus fiables (pas d'oubli) et beaucoup plus confortables (on n'y pense pas) et sur le plan de la santé publique ça coûte moins cher à tout le monde. Avec un implant ou un stérilet, la fréquence des grossesses est inférieure à 1 %, avec la pilule il peut atteindre 15 % ! Mais évidemment, ce n'est pas du tout rentable pour un labo. Voilà pourquoi 60 % des femmes qui sont sous contraception utilisent la pilule ! On retrouve le problème de l'inadéquation entre la formation des médecins et les besoins de la population : les femmes françaises ont besoin de médecins de proximité qui prennent en charge leurs problèmes quotidiens : la fécondité, la contraception, la grossesse, les enfants. Les généralistes devraient être formés dans cet objectif : soigner les gens qui en ont besoin. Au lieu de quoi, on les sous-éduque, on crée des spécialistes qui sont moins nombreux et qui s'annexent le savoir, et on soigne mal la population... Je suis atterré quand j'entends, chaque semaine, des patientes me dire que leur généraliste n'a pas voulu leur faire une ordonnance pour un stérilet ou pour un implant « parce qu'il n'en pose pas » ! La majorité des généralistes ne posent ni stérilets ni implants, alors que la technique est enfantine. Mais on ne le leur a pas appris à la faculté. J'ai participé à un séminaire, il y a quelques semaines, où j'ai montré, avec d'autres spécialistes, à une trentaine de généralistes comment effectuer le geste. La moitié d'entre eux ont décidé ensuite de proposer désormais cette méthode contraceptive à leurs patientes, parce qu'ils ont vu qu'elle était très simple à appliquer. Et puis ils sentent aussi que les gynécologues veulent de moins en moins s'investir dans leur métier : alors que l'implant est disponible sur le marché depuis près de deux ans, une quantité extraordinaire de gynécologues refusent d'en poser, sous prétexte qu'on « n'a pas de recul ». Alors que la méthode existe depuis vingt ans et que l'implant commercialisé en France existe dans toute l'Europe depuis plusieurs années. Mais c'est très typique de la France : tout ce qui se passe ailleurs n'existe pas !

Est-ce que beaucoup de médecins ont la même lucidité sur ces problèmes ?

Certains savent déjà tout cela et s'efforcent de faire quelque chose ; ils sont malheureusement peu nombreux. D'autres s'en foutent et ils sont eux aussi, je crois, minoritaires. Mais il y a surtout beaucoup de médecins qui fonctionnent en deçà de leurs capacités réelles, par peur ou par manque de formation, et qui changeraient sûrement leur comportement, à condition que ça leur soit enseigné correctement et que ce soit rémunéré correctement !

Et sont-ils nombreux à se méfier de la publicité et de l'influence très forte des labos ?

Beaucoup en sont très conscients, et leur nombre croît sans cesse grâce aux mouvements qui les ont amenés à en débattre. Le mouvement de protestation a grandement facilité les échanges. Je crois aussi que beaucoup de médecins en ont assez d'être manipulés et d'être pris pour des imbéciles ! Ils n'en peuvent plus de voir deux ou trois visiteurs médicaux dans la salle d'attente, alors que celle-ci déborde de patients. Il y a quelques semaines, je suis allé visiter près de Toulon un cabinet médical avec un groupe de médecins suédois qui voulaient savoir comment fonctionne la médecine en France. Un confrère local avait accepté de nous recevoir. Dans la salle d'attente, son associé et lui avaient affiché un panneau indiquant que « Le Dr Dupont et le Dr Durand ne recevront *plus que cinq visiteurs médicaux par après-midi !* »

Le temps que les médecins consacrent aux visiteurs médicaux est pris sur celui des consultations ?

Bien entendu.

Et ils n'ont pas le droit de refuser ?

Si, bien sûr ! Mais quand vous êtes surchargé de travail, vous culpabilisez : « Je n'ai pas le temps de lire, je ne m'informe pas de ce qui sort, je risque de passer à côté d'une innovation thérapeutique importante, il faut que je reçoive les visiteurs médicaux, il y en aura peut-être un dans le lot qui m'apprendra un truc utile. » Et c'est précisément sur ce mélange de surcharge et de culpabilité que comptent les laboratoires pharmaceutiques pour faire passer leurs messages !

Alors vous comprenez que le simple déremboursement d'un millier de médicaments est une goutte d'eau dans les modifications qu'il faudrait apporter au système. Je ne le répéterai jamais assez : il faut reprendre tout depuis le début, c'est-à-dire depuis la formation des médecins. Aucune réforme du système de soin n'aura d'effet si la formation des soignants n'est pas repensée en fonction des objectifs.

Et quelles sont les questions fondamentales ?

À quoi servent les soignants dans notre société ? Quelle mission veut-on leur confier ? Quels moyens devons-nous leur donner pour la remplir ? Quels services doivent-ils remplir ? Et donc : *Quels sont les besoins réels de la population en matière de santé ?*

J'ai fait une séance de formation pour les internes

de médecine générale à Paris. J'ai parlé de contraception avec une quinzaine d'internes en médecine générale, donc des jeunes gens qui ont vingt-cinq ou vingt-six ans, qui exercent déjà, qui font des remplacements. Je leur ai soumis des situations cliniques. Première situation : « Une jeune fille de quinze ans vient vous voir en disant : "Je voudrais que vous me prescriviez la pilule pour l'acné, celle que prend ma copine." Que faites-vous ? » Une jeune femme répond : « D'abord je lui demande si elle a des relations sexuelles. » Je lui dis : « Non.

– Comment ça, "non" ?

– Le fait qu'elle ait ou non des relations sexuelles ne vous regarde pas.

– Mais il faut bien que je sache si elle a des relations sexuelles pour lui prescrire la pilule !

– Non. D'abord, je ne connais pas de fille qui veuille prendre la pilule "pour faire comme les copines". Elle n'a peut-être pas encore eu de rapport sexuel mais elle a peut-être l'intention d'en avoir dans quinze jours. On ne va pas attendre qu'elle en ait eu pour lui prescrire sa pilule. Et peut-être qu'elle a des relations sexuelles avec son oncle et qu'elle ne veut pas en parler, mais qu'elle veut prendre la pilule pour ne pas tomber enceinte. Si on commence par la brutaliser en lui demandant de parler de choses intimes, on ne crée pas une relation de confiance. Si elle la demande, c'est qu'elle en a besoin. Qui suis-je pour lui demander de justifier ses besoins, de me raconter sa vie sexuelle ? » Mais mon interlocutrice poursuit : « Oui, mais la pilule c'est pas un bonbon ! » Je lui réponds que je n'ai jamais vu une adolescente prendre la pilule comme un bonbon, jamais ! Cela m'a beaucoup surpris qu'elle dise ça : les réactionnaires qui s'opposaient à la pilule dans les années 1960 tenaient le même discours. Ça m'a d'autant plus surpris que c'était une femme et non un homme qui réagissait comme ça. Je lui ai dit : « Vous faites fausse route d'emblée. Quand une jeune femme entre en disant : "J'ai besoin de la pilule", votre préoccupation n'est pas de vérifier ses besoins : elle en a besoin puisqu'elle la demande. Votre préoccupation est de lui prescrire une méthode appropriée. Donc d'abord de lui décrire toutes les méthodes de contraception et ensuite de lui demander si finalement la pilule est la meilleure pour elle, de son point de vue à elle. Si elle n'a pas de contre-indications – et à seize ans il n'y en a que très rarement –, elle fera le choix en fonction de sa propre vie. Mais elle n'a pas à nous la raconter si elle ne le veut pas. Elle peut avoir douze partenaires et baiser en famille, à partir du moment où elle ne nous en parle pas, ça ne nous regarde pas ! » Et je poursuis en demandant à l'étudiante : « Si le pharmacien, avant de vous délivrer votre pilule, vous demandait si vous avez plusieurs partenaires sexuels, qu'est-ce que vous diriez ? » Et elle me répond : « Que ça n'est pas ses oignons ! »

Bien sûr, tous les jeunes gens présents m'ont regardé avec de grands yeux et ont dit : « On ne nous a jamais parlé de tout ça en gynécologie. » Évidemment, parce que les gynécologues ne cherchent pas à partager leur savoir avec les généralistes et, en plus, ils sont eux-mêmes pétris de préjugés... Depuis la publication de *Contraceptions mode d'emploi*[1], il ne se passe pas de semaine sans que je reçoive des lettres ou des courriers électroniques de jeunes femmes qui me racontent qu'elles ont trente ans, pas d'enfants, qu'elles ont voulu se faire poser un stérilet et sont allées voir leur gynécologue. Il refuse. Pourquoi ? Parce qu'il ne veut pas, il pense que c'est dangereux. « Mais dans son livre, Martin Winckler, disent-elles, écrit qu'il est possible de poser un stérilet aux femmes sans enfants. – Ah ? répondent les gynécologues. Je ne connais pas ce livre, et de toute façon ce sont sûrement des conneries. *Et d'ailleurs, l'auteur n'est pas gynécologue...* » Ce qui ne vient pas d'eux ne peut pas être vrai, et ceci sans qu'ils prennent la peine de vérifier l'information... Ils sont furieux qu'un généraliste vienne piétiner leurs plates-bandes, et ils sont encore plus furieux lorsqu'ils se rendent compte qu'ils ignorent la moitié de ce qui est écrit dans cet ouvrage. L'implant contraceptif, par exemple, a été commercialisé en 2001. Ç'a été annoncé dans la presse, la visiteuse du labo passait voir les médecins pour leur apprendre comment le poser. C'est une méthode contraceptive qui ne change pas le paysage, qui ne remplacera pas les autres, mais qui représente un choix supplémentaire extrêmement confortable pour les femmes. Et pourtant, un nombre considérable de gynécologues ne le proposent pas. Ce seul exemple est représenta-

1. *Op. cit.*

tif du malaise général en France. L'objectif devrait être, pour tous les soignants, de proposer aux patients un éventail de traitements ou de méthodes, de les aider à choisir et de leur permettre de les utiliser. Par ailleurs, quand on ne connaît pas une méthode mais qu'elle est à notre portée, l'attitude devrait être de l'apprendre. Ce qui est vrai pour les gynécologues et la contraception est vrai pour toutes les spécialités et toutes les techniques : les médecins français ne sont pas désireux de rendre service quotidiennement à leurs patients. *Alors comment voulez-vous qu'ils aient le désir de s'inscrire dans une démarche collective de santé publique !*

On en revient aussi, évidemment, au problème de la rémunération. En ce qui me concerne, j'exerce dans de très bonnes conditions : en consultation, à l'hôpital, deux demi-journées par semaine. Bien sûr, ça prend du temps de soigner en écoutant, en discutant. Mais je suis sous-payé. Pour huit vacations par mois je suis payé six cents euros mensuels brut. Je peux le faire parce que j'ai d'autres revenus, mais pourquoi voulez-vous que des médecins donnent de leur temps si on les paie aussi mal ? Les généralistes sont rétribués au forfait alors que les spécialistes peuvent multiplier les gestes techniques et les faire rémunérer. Ce devrait être le contraire : le tarif du spécialiste devrait être forfaitaire. À lui, dans ce forfait, de moduler ses actes. Le généraliste, lui, devrait être rémunéré proportionnellement à l'importance de ce qu'il fait. S'il fait des sutures, s'il pose des plâtres, s'il suit les femmes enceintes et pose des implants et des stérilets, s'il s'efforce de garder un patient à domicile et lui évite une hospitalisation, cela devrait être gratifié par la Sécurité sociale, parce que ce sont des services qu'il rend à la population. Mais pour cela, il faudrait qu'on fasse de la santé publique un objectif commun à tous ! Et cela inverserait les choses : en gratifiant les généralistes qui font le plus de choses possible pour que les gens recourent moins à l'hôpital et aux spécialistes, on attirerait des médecins vers la médecine générale, et la consommation médicale diminuerait pour les postes les plus lourds, c'est-à-dire les spécialités et l'hospitalisation ! Mais comme les médecins généralistes ne remplissent pas leurs tâches, par manque de formation et par surcharge de travail, les gens vont voir des spécialistes à tout bout de champ et se ruent aux urgences pour la moindre bricole. Quand les généralistes font bien leur boulot – les Suédois, les Hollandais, les Suisses, les Québécois l'affirment –, les gens voient moins de spécialistes, ils se font moins hospitaliser, ils consomment moins de médicaments.

Quand j'étais généraliste à la campagne, je voyais très bien avec mes confrères généralistes que nous avions des attitudes très similaires les uns et les autres : on était d'accord sur le fait de garder autant qu'on le pouvait les gens chez eux, de leur rendre le plus de services possible sur place. On maintient le tissu social, on ne surmédicalise pas, etc. Cela coûte moins cher et c'est mieux pour tout le monde. Il faudrait réformer le système dans ce sens, mais aucun gouvernement à ce jour n'a envisagé une telle action, ni même tenté de pousser la population à utiliser le système de cette manière.

C'est un point de vue partagé par tous les généralistes ?

Par la grande majorité, je pense.

Qu'est-ce qui a fait que, tout d'un coup, les généralistes se sont mobilisés ?

Ils ont fini par se révolter parce qu'ils n'en pouvaient plus. Il y avait eu plusieurs mouvements de protestation dans les hôpitaux. Il s'est aussi passé cette chose aberrante, il y a quelques mois : les cliniques privées ont obtenu du gouvernement des subsides pour payer les infirmières qu'elles sous-payaient depuis dix ans ! Les infirmières quittaient le privé pour aller bosser dans le service public car elles y étaient mieux payées. Auparavant, c'était l'inverse, mais les infirmières hospitalières ont vu leurs salaires revalorisés tandis que les cliniques privées réduisaient les salaires des infirmières parce que c'est plus facile que de réduire les parts des médecins.

Et elles ont demandé l'aide de l'État ?

Exactement, et tout le monde trouve ça normal ! Parce que les choses ont été présentées sous la forme : « Faites quelque chose, sinon vous ne pourrez plus être soignés ! » C'est comme ça qu'on fonctionne en France : on fait peur à tout le monde. Ça marche d'ailleurs beaucoup mieux quand c'est le privé qui fait peur que quand c'est le public, car dans le privé, les médecins ont des intérêts financiers communs et s'unissent, tandis que dans le public, les médecins se disputent la notoriété, les titres, le pouvoir, et ils parviennent difficilement à se mettre d'accord...

Le patient devient-il de plus en plus exigeant ?

Il existe en effet un préjugé selon lequel tous les patients seraient exigeants. Ce qui est faux. Quand on est en consultation, dans la pratique cela se passe de la façon suivante : vous voyez quinze personnes qui ont toutes une attente similaire : ressortir de chez vous en se sentant mieux qu'en entrant. Mais toutes n'ont pas le même problème. Le rôle du médecin ou du service public est de prendre chaque cas individuellement, d'analyser la cause du malaise et de proposer au patient des solutions adaptées à sa situation. Or, en France, on n'a toujours pas compris que 95 % des gens présentent des symptômes qui ne correspondent pas à une maladie répertoriée mais à des choses bénignes, ou à des angoisses, à des terreurs. Mais ils sont encore appréhendés de manière stéréotypée. Pendant des années, alors que la tuberculose n'était plus un problème de santé publique en France depuis cinquante ans, on a continué – et on le fait encore – à faire des radios de poumons à tous les patients entrant à l'hôpital. Or ça coûte cher, ça ne sert à rien, ça fait perdre du temps. Les radios, il faut les faire aux gens qui en ont besoin. Ce n'est pas la peine de les faire systématiquement. Tout devrait être considéré de la sorte : en individualisant. Mais parce qu'on se focalise sur le problème du coût, on s'imagine qu'on va économiser de l'argent en établissant des procédures automatiques. Dans une usine de voitures, oui. Mais pas dans un cabinet médical ! En réalité, plus on individualise le soin, moins il coûte cher.

Le niveau d'exigence est très différent d'un patient à un autre. Il dépend de ce dont souffre le patient ou la patiente. Si cela n'est pas analysé d'emblée et si on fait passer tout le monde par les mêmes balises – les mêmes prises de sang, les mêmes radios –, on accroît l'angoisse, on fait errer les patients dans des endroits où ils n'ont pas besoin d'aller, on perd du temps, on gaspille de l'argent. Par ailleurs, on pourrait réduire les demandes inadaptées en faisant de l'éducation sanitaire intelligente. Évidemment, c'est long et ce n'est pas spectaculaire, mais, à la longue, c'est extrêmement efficace. J'ai fait trois chroniques sur France Inter sur la contraception – trois fois trois minutes –, vous n'imaginez pas le nombre de messages que j'ai reçus, me demandant des précisions ou me disant : « J'ai enfin compris des trucs qu'on ne m'avait jamais expliqués. »

Il faudrait éduquer les patients ?

Il faudrait éduquer les usagers, les citoyens. Les éduquer à la santé et aux problèmes qui les concernent directement et, du coup, susciter la responsabilisation de ceux d'entre eux qui en sont capables. Quand il y a éducation, il y a responsabilisation. Si vous leur montrez qu'en étant responsables ils sont autonomes et ne dépendent plus des autres, vous leur apportez un plus.

Cela signifie que les futurs médecins doivent apprendre à éduquer le patient dès leurs études de médecine. Cela veut dire aussi qu'au niveau national il faut définir ce qui est vraiment indispensable pour tout le monde. Dans les pays en développement, par exemple, l'OMS a établi une liste des médicaments essentiels, dont on a absolument besoin. Ceux qu'on doit avoir dans une pharmacie de brousse. Il y en a deux cents. En France, il y a quinze mille marques – dont huit cents au moins sont inutiles – mais il n'y a que quatre mille substances. Donc des dizaines et des dizaines de médicaments qui se copient les uns les autres. Quel gâchis ! Et les laboratoires racontent qu'ils innovent sans arrêt ? Quelle blague ! La *Petite*

Encyclopédie critique du médicament[1] détaille très bien ce gâchis et les mécanismes qui l'entretiennent.

Les politiques agissent-ils vis-à-vis des labos ?

Bien sûr que non ! Les politiques sont pieds et poings liés vis-à-vis des labos, en raison d'un chantage économique : « Si on ne peut plus produire, on va licencier. » Comme si ça les gênait ! Les labos qui ont subi des déremboursements il y a trois ou quatre ans ont augmenté leurs exportations, ils se sont débrouillés : ils ont vendu leurs médicaments inutiles à des pays du tiers-monde... S'ils sont aussi dénués de sens moral avec les autres, imaginez leur niveau éthique en France ! Les laboratoires pharmaceutiques sont au troisième ou quatrième rang des entreprises les plus riches du monde. Cela dit, la véritable raison pour laquelle les politiques ne font rien, c'est que les laboratoires pharmaceutiques, comme toutes les grandes entreprises, financent leurs partis. Il leur est donc impossible de les mécontenter... Ils sont coincés et voilà pourquoi ils enlèvent d'une main et redonnent de l'autre, comme vient de le faire Mattei en disant : « On vous dérembourse vos petits médicaments qui ne servent à rien mais on va vous faciliter la tâche pour lancer les nouveaux. » Les grandes multinationales sont ravies : commercialisation facilitée, prix libérés pendant les six premiers mois... Ce système contribue à créer une sorte

1. *Op. cit.*

de double secteur : l'un dans lequel les gens vont s'automédiquer – donc vont payer de leur poche –, l'autre où les médicaments financièrement les plus intéressants pour les fabricants, ceux qui valent le plus cher, seront remboursés. On déplace le remboursement sur des médicaments coûteux mais rentables pour l'industrie, donc le système est entretenu. C'est du capitalisme pur et dur. Et plus un laboratoire est puissant, plus c'est difficile de lutter contre lui. Le roman que j'ai publié en janvier, *Mort in vitro*[1], parle de cela, justement. J'y explique entre autres que la mise sur le marché des médicaments n'est pas aussi transparente que le gouvernement français voudrait le faire croire, car presque tous les experts des commissions ministérielles travaillent ou ont travaillé pour les entreprises pharmaceutiques. J'ai en effet consulté la liste des déclarations d'intérêt des experts qui font partie des commissions administratives de l'agence du médicament, des commissions qui concernent tous les domaines, pas seulement l'autorisation de mise sur le marché. Il y a là peut-être cent ou cent cinquante noms. La liste comporte leurs titres, leurs spécialités, leurs fonctions actuelles et le nom du ou des laboratoires pour lesquels ils ont travaillé ou travaillent éventuellement – toujours comme experts. Eh bien seulement dix d'entre eux déclarent n'avoir aucun lien avec une entreprise industrielle !

1. Éditions Fleuve Noir, 2003.

Cela veut dire qu'ils ne sont pas indépendants ?

Non, ils ne sont pas indépendants, et ils ne peuvent pas l'être. Tous ces gens sont des chercheurs ; comme l'État ne finance pas la recherche, c'est l'industrie pharmaceutique qui les finance ou les cofinance...

Conclusion : changer de repères

Les choses devraient être simples. Même si elle n'équivaut pas à un sacerdoce ou à un sacrifice, l'activité de soin est, *a priori*, tournée vers le bien des autres, et non vers l'intérêt personnel du soignant, que ce soit en termes de pouvoir ou d'argent. Pourtant, ce n'est pas toujours le cas, et de loin, dans ce pays. La faute n'en incombe pas tant aux individus qu'à un système. Aujourd'hui encore, les gouvernements ne font pas l'effort d'adapter les structures aux besoins de la population. Les facultés de médecine ne cherchent pas à identifier et à former les jeunes gens qui ont envie de devenir soignants. Les hôpitaux sont encore trop souvent des lieux hostiles, inhumains, dans lesquels la gestion financière passe avant le souci de soulager les souffrances, ce qui désespère les meilleures volontés. De leur côté, les professionnels sont partagés : les mieux lotis ne cherchent qu'à conserver leurs privilèges ; d'autres – médecins généralistes, infirmières, chirurgiens, urgentistes, etc. – exercent dans des conditions difficiles, sont surchargés de travail et sous-payés. Et par-dessus tout ça, des industriels du médicament entretiennent soigneusement la situation, favorisée par l'existence de la Sécurité sociale.

Dans cet ensemble, les médecins ont une place restreinte, mais cruciale. En principe, ils diagnostiquent, ils prescrivent, ils éduquent, ils conseillent, ils dépistent, ils préviennent. Bref, ils sont au centre du système. Ils ne le contrôlent pas, mais ils peuvent en bloquer ou en orienter les évolutions. Or la profession médicale est loin d'être homogène. Aujourd'hui, elle est divisée entre des prescripteurs influents (les spécialistes hospitalo-universitaires, proches du pouvoir par leur statut et de l'industrie par nécessité), des soignants de terrain dévoués, engagés mais minoritaires, et une masse de praticiens qui se contentent le plus souvent de jouir du système ou de le subir sans trop se poser de questions. Et, alors que la loyauté d'un médecin devrait aller d'abord aux personnes qui se confient à lui, on observe le plus souvent que cette loyauté va en premier lieu à ses confrères...

Autant dire que pour faire bouger les choses, il ne faut pas compter sur la seule profession médicale. Les seuls qui puissent le faire sont les citoyens eux-mêmes, avec l'aide des professionnels du soin qui œuvrent pour le bien de tous. Mais pour faire bouger les choses, il faut d'abord s'affranchir des vieux fantasmes, des vieilles peurs, en gardant toujours à l'esprit quelques vérités simples et incontestables :

– comparée à ce qu'elle était avant 1950, la médecine actuelle est extrêmement efficace sur de nombreuses maladies ; mais l'amélioration de l'hygiène et de l'habitat, les vaccinations, la meilleure alimentation ont augmenté de manière spectaculaire la santé de la population française – *ce qui veut dire qu'aujourd'hui, et pendant les cinquante ou soixante premières années de leur vie, la plupart des Français ont besoin de beaucoup moins de soins qu'il y a cinquante ans !*

– l'existence de la Sécurité sociale, indispensable à une époque où se soigner coûtait cher, favorise aujourd'hui une augmentation inconsidérée et injustifiée de la consommation médicale ;

– l'absence de réflexion sur les besoins réels de la part des pouvoirs publics favorise une démographie médicale inadaptée : excessive dans certaines régions « favorisées » (l'Île-de-France, la région PACA), très insuffisante presque partout ailleurs ;

– la France est l'un des plus gros consommateurs de médicaments au monde pour une raison simple : une formation hospitalo-universitaire inadaptée et désuète livre les médecins pieds et poings liés à l'industrie pharmaceutique qui les incite à prescrire beaucoup plus qu'ils ne le devraient ;

– les médecins sont des individus comme les autres ; ils ne sont ni des surhommes ni des machines ; ils éprouvent des doutes, de la vanité, de la culpabilité, du dégoût, de la colère, de l'incompréhension... *Tout ce qu'ils disent peut donc être nuancé, affiné, discuté, révisé, contesté. À condition de leur tenir tête !*

– en croyant tout ce que médecins et médias, influencés par l'industrie, lui font gober, en acceptant sans protester ce que les médecins lui font subir, le public a sa part de responsabilité – active, complice ou simplement passive – dans la consommation médicale.

Alors, que peut faire chaque citoyen ?

Il doit s'interroger : de quoi ai-je vraiment besoin ? De médicaments pour une angine qui guérira seule ou d'explications qui me rassureront ? D'une ordonnance ou d'informations claires ? D'examens coûteux ou d'une consultation approfondie avec un praticien attentif ? De chirurgie ou de soutien moral ? De bonnes paroles ou d'un traitement de la douleur ? Et d'ailleurs, *ai-je vraiment besoin d'un médecin* ?

Ensuite, il doit engager le dialogue avec le médecin. Lui dire qu'on attend de lui soutien, clarté et respect, et non paternalisme, réponses évasives et comportement supérieur. Éprouver son aptitude à entendre ce que l'on dit et à ne pas remodeler notre demande à sa guise. Avoir des exigences, et le dire tranquillement, *en se rappelant que c'est toujours la peau du patient qui est en jeu, pas l'amour-propre du médecin*. Demander au médecin de « potasser le sujet » quand il s'agit d'un sujet avec lequel il n'est pas familier[1]. Et, quand on n'a pas le sentiment que

1. À l'heure où j'écris ces lignes, le *Quotidien du médecin* du 20 janvier 2003 explique que Jean-François Mattei, ministre de la Santé, *vient de supprimer l'obligation pour les médecins de procéder à une formation continue*. Les médecins ne seront plus obligés de se former, ils ne seront pas sanctionnés de ne pas le faire – les sanctions existaient, mais n'étaient jamais appliquées. Il sera seulement question de les « inciter » à le faire. Tout cela n'est-il pas très révélateur ?

la parole peut circuler librement et de manière constructive de part et d'autre, changer de médecin sans hésiter.

Le citoyen doit, de plus, s'informer auprès des scientifiques (médecins ou autres) sur les besoins sanitaires réels de la population française, sur l'efficacité réelle des thérapeutiques, sur l'utilité réelle de procédures coûteuses ; il doit créer des organes indépendants d'information – revues, sites internet, émissions de radio ou de télévision – ayant un regard critique sur les médicaments les plus employés : antalgiques, antibiotiques, tranquillisants et antidépresseurs, contraceptifs, etc. ; sur le traitement des maladies qui touchent le plus grand nombre : diabète, hypertension, cancers, maladies sexuellement transmissibles, sida, etc. ; mais aussi sur les maladies rares afin de venir en aide à ceux qui en sont atteints et qui sont souvent les laissés-pour-compte de la recherche – car ils ne représentent pas un « marché » suffisant pour l'industrie pharmaceutique.

Enfin, le citoyen doit se faire entendre : il n'est pas admissible que les conseils d'administration de la Sécurité sociale, le ministère de la Santé, les DDASS, les hôpitaux, etc., *ne comprennent pas les représentants des usagers*. Les citoyens doivent s'organiser en associations de patients, en groupements de consommateurs, en adhérents mutualistes, et exiger d'être représentés au sein de toutes les instances décisionnelles qui les concernent.

Bref, pour faire évoluer le système de santé, il est indispensable que ses usagers eux-mêmes changent d'attitude, qu'ils changent de repères, qu'ils se conduisent de manière aussi responsable que lorsqu'ils vont voter ou décident d'une orientation personnelle ou professionnelle. Même si nous sommes en bonne santé, nous sommes tous des patients en puissance. Alors soyons aussi des adultes.

TABLE

Du même auteur

La Vacation, P.O.L, 1989 ; J'ai lu, 1998.
La Maladie de Sachs, P.O.L, 1998 ; J'ai lu, 1999.
En soignant, en écrivant, Indigène, 2000 ; J'ai lu, 2001.
Contraceptions mode d'emploi, Au diable Vauvert, 2001.
Touche pas à mes deux seins, Baleine, « Le Poulpe », 2001.
Le Corps en suspens, sur des photographies d'Henri Zerdoun, Zulma, 2002.
Légendes, P.O.L, 2002.
Les Miroirs de la vie, histoire des séries américaines, Le Passage, 2002.
C'est grave, docteur ? La Martinière, 2002.
Mort in vitro, Fleuve noir, 2003.
Plumes d'Ange, P.O.L, 2003.